速查目录

图1 整合NIPT技术的中孕期孕妇血清学产前筛查及产前诊断工作流程

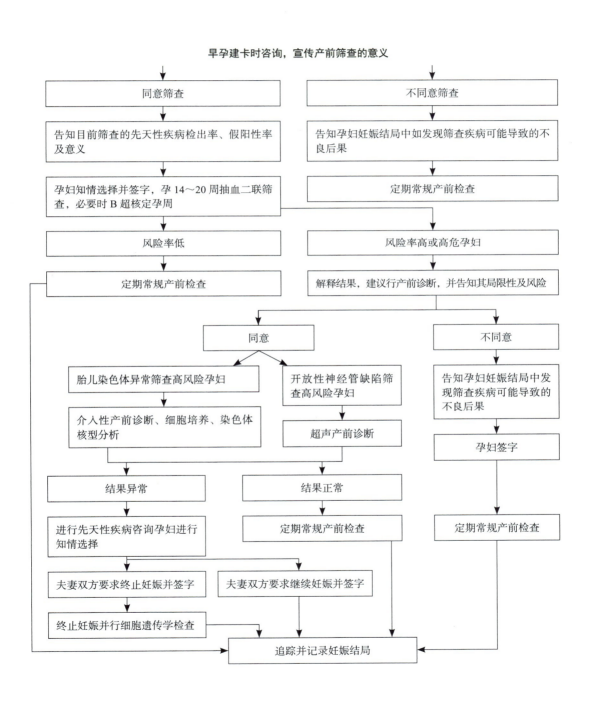

早孕建卡时咨询，宣传产前筛查的意义

| 同意筛查 | 不同意筛查 |

告知目前筛查的先天性疾病检出率、假阳性率及意义

告知孕妇妊娠结局中如发现筛查疾病可能导致的不良后果

孕妇知情选择并签字，孕14～20周抽血二联筛查，必要时B超核定孕周

定期常规产前检查

风险率低

风险率高或高危孕妇

定期常规产前检查

解释结果，建议行产前诊断，并告知其局限性及风险

同意

不同意

胎儿染色体异常筛查高风险孕妇

开放性神经管缺陷筛查高风险孕妇

告知孕妇妊娠结局中发现筛查疾病可能导致的不良后果

介入性产前诊断、细胞培养、染色体核型分析

超声产前诊断

孕妇签字

结果异常

结果正常

进行先天性疾病咨询孕妇进行知情选择

定期常规产前检查

定期常规产前检查

夫妻双方要求终止妊娠并签字

夫妻双方要求继续妊娠并签字

终止妊娠并行细胞遗传学检查

追踪并记录妊娠结局

图2 产前超声筛查服务

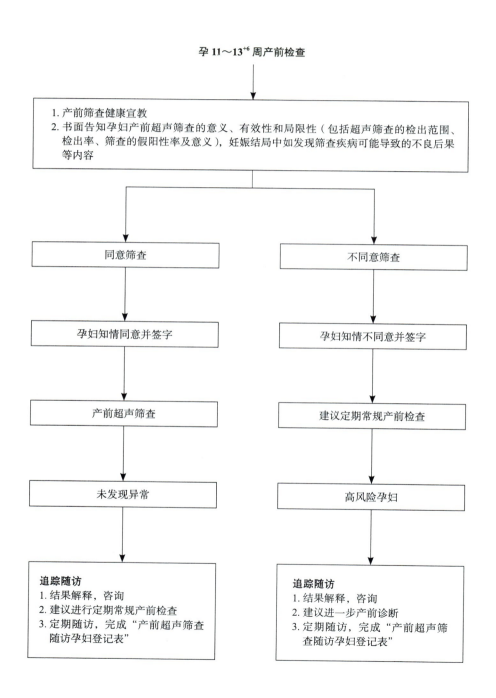

孕 11～13^{+6} 周产前检查

1. 产前筛查健康宣教
2. 书面告知孕妇产前超声筛查的意义、有效性和局限性（包括超声筛查的检出范围、检出率、筛查的假阳性率及意义），妊娠结局中如发现筛查疾病可能导致的不良后果等内容

| 同意筛查 | 不同意筛查 |

| 孕妇知情同意并签字 | 孕妇知情不同意并签字 |

| 产前超声筛查 | 建议定期常规产前检查 |

| 未发现异常 | 高风险孕妇 |

追踪随访
1. 结果解释，咨询
2. 建议进行定期常规产前检查
3. 定期随访，完成"产前超声筛查随访孕妇登记表"

追踪随访
1. 结果解释，咨询
2. 建议进一步产前诊断
3. 定期随访，完成"产前超声筛查随访孕妇登记表"

图 3 羊膜腔穿刺术

操作流程

要点说明

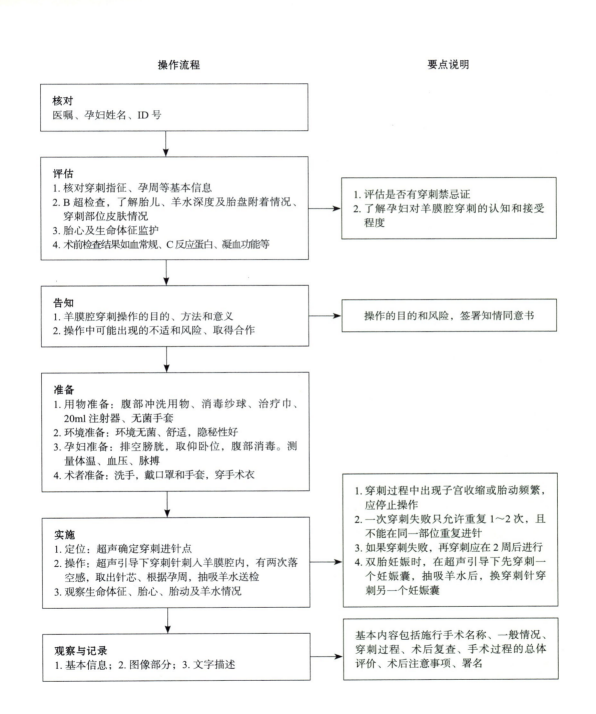

核对
医嘱、孕妇姓名、ID号

评估
1. 核对穿刺指征、孕周等基本信息
2. B超检查，了解胎儿、羊水深度及胎盘附着情况、穿刺部位皮肤情况
3. 胎心及生命体征监护
4. 术前检查结果如血常规、C反应蛋白、凝血功能等

1. 评估是否有穿刺禁忌证
2. 了解孕妇对羊膜腔穿刺的认知和接受程度

告知
1. 羊膜腔穿刺操作的目的、方法和意义
2. 操作中可能出现的不适和风险、取得合作

操作的目的和风险，签署知情同意书

准备
1. 用物准备：腹部冲洗用物、消毒纱球、治疗巾、20ml注射器、无菌手套
2. 环境准备：环境无菌、舒适，隐秘性好
3. 孕妇准备：排空膀胱，取仰卧位，腹部消毒。测量体温、血压、脉搏
4. 术者准备：洗手、戴口罩和手套、穿手术衣

实施
1. 定位：超声确定穿刺进针点
2. 操作：超声引导下穿刺针刺入羊膜腔内，有两次落空感，取出针芯、根据孕周，抽吸羊水送检
3. 观察生命体征、胎心、胎动及羊水情况

1. 穿刺过程中出现子宫收缩或胎动频繁，应停止操作
2. 一次穿刺失败只允许重复1~2次，且不能在同一部位重复进针
3. 如果穿刺失败，再穿刺应在2周后进行
4. 双胎妊娠时，在超声引导下先穿刺一个妊娠囊，抽吸羊水后，换穿刺针穿刺另一个妊娠囊

观察与记录
1. 基本信息；2. 图像部分；3. 文字描述

基本内容包括施行手术名称、一般情况、穿刺过程、术后复查、手术过程的总体评价、术后注意事项、署名

图 4 经宫颈绒毛活检

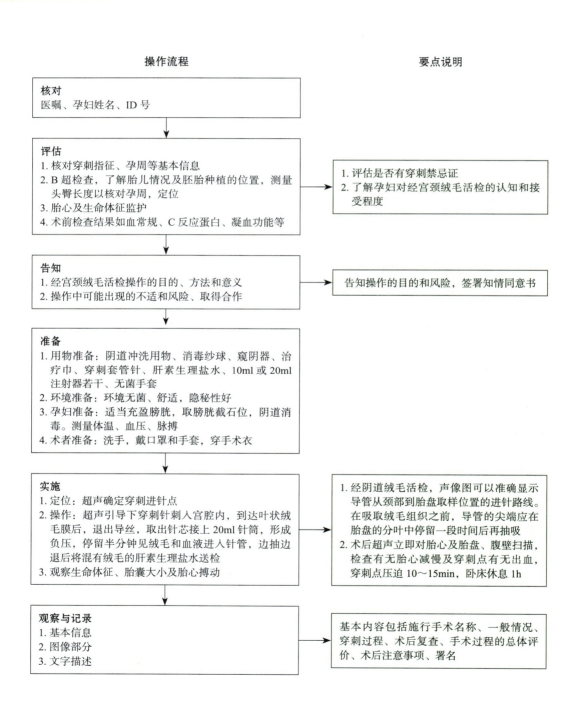

操作流程

要点说明

核对
医嘱、孕妇姓名、ID 号

评估
1. 核对穿刺指征、孕周等基本信息
2. B 超检查，了解胎儿情况及胚胎种植的位置，测量头臀长度以核对孕周，定位
3. 胎心及生命体征监护
4. 术前检查结果如血常规、C 反应蛋白、凝血功能等

1. 评估是否有穿刺禁忌证
2. 了解孕妇对经宫颈绒毛活检的认知和接受程度

告知
1. 经宫颈绒毛活检操作的目的、方法和意义
2. 操作中可能出现的不适和风险、取得合作

告知操作的目的和风险，签署知情同意书

准备
1. 用物准备：阴道冲洗用物、消毒纱球、窥阴器、治疗巾、穿刺套管针、肝素生理盐水、10ml 或 20ml 注射器若干、无菌手套
2. 环境准备：环境无菌、舒适，隐秘性好
3. 孕妇准备：适当充盈膀胱，取膀胱截石位，阴道消毒。测量体温、血压、脉搏
4. 术者准备：洗手，戴口罩和手套，穿手术衣

实施
1. 定位：超声确定穿刺进针点
2. 操作：超声引导下穿刺针刺入宫腔内，到达叶状绒毛膜后，退出针丝，取出针芯接上 20ml 针筒，形成负压，停留半分钟见绒毛和血液进入针管，边抽边退后将混有绒毛的肝素生理盐水送检
3. 观察生命体征、胎囊大小及胎心搏动

1. 经阴道绒毛活检，声像图可以准确显示导管从颈部到胎盘取样位置的进针路线。在吸取绒毛组织之前，导管的尖端应在胎盘的分叶中停留一段时间后再抽吸
2. 术后超声立即对胎心及胎盘、腹壁扫描，检查有无胎心减慢及穿刺点有无出血，穿刺点压迫 10～15min，卧床休息 1h

观察与记录
1. 基本信息
2. 图像部分
3. 文字描述

基本内容包括施行手术名称、一般情况、穿刺过程、术后复查、手术过程的总体评价、术后注意事项、署名

图 5 经腹壁绒毛活检

操作流程

要点说明

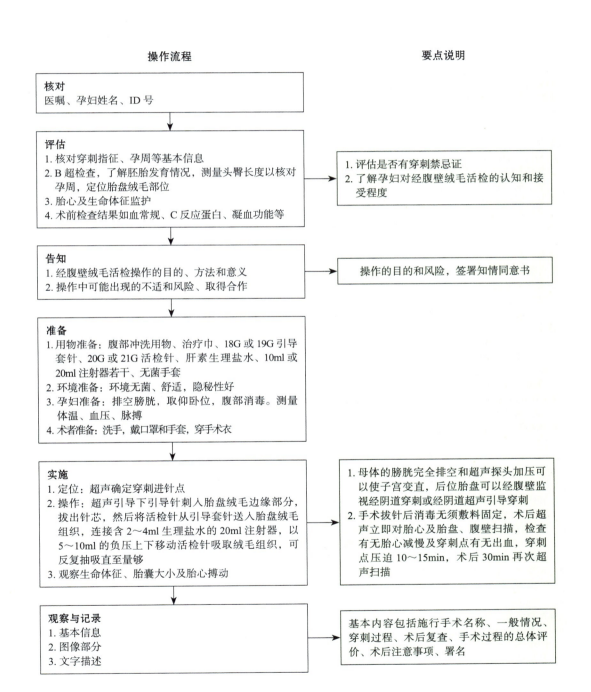

核对
医嘱、孕妇姓名、ID 号

评估
1. 核对穿刺指征、孕周等基本信息
2. B 超检查，了解胚胎发育情况，测量头臀长度以核对孕周，定位胎盘绒毛部位
3. 胎心及生命体征监护
4. 术前检查结果如血常规、C 反应蛋白、凝血功能等

> 1. 评估是否有穿刺禁忌证
> 2. 了解孕妇对经腹壁绒毛活检的认知和接受程度

告知
1. 经腹壁绒毛活检操作的目的、方法和意义
2. 操作中可能出现的不适和风险、取得合作

> 操作的目的和风险，签署知情同意书

准备
1. 用物准备：腹部冲洗用物、治疗巾、18G 或 19G 引导套针、20G 或 21G 活检针、肝素生理盐水、10ml 或 20ml 注射器若干、无菌手套
2. 环境准备：环境无菌、舒适，隐秘性好
3. 孕妇准备：排空膀胱，取仰卧位，腹部消毒。测量体温、血压、脉搏
4. 术者准备：洗手，戴口罩和手套，穿手术衣

实施
1. 定位：超声确定穿刺进针点
2. 操作：超声引导下引导针刺入胎盘绒毛边缘部分，拔出针芯，然后将活检针从引导套针送入胎盘绒毛组织，连接含 2～4ml 生理盐水的 20ml 注射器，以 5～10ml 的负压上下移动活检针吸取绒毛组织，可反复抽吸直至量够
3. 观察生命体征、胎囊大小及胎心搏动

> 1. 母体的膀胱完全排空和超声探头加压可以使子宫变直，后位胎盘可以经腹壁监视经阴道穿刺或经阴道超声引导穿刺
> 2. 手术拔针后消毒无须敷料固定，术后超声立即对胎心及胎盘、腹壁扫描，检查有无胎心减慢及穿刺点有无出血，穿刺点压迫 10～15min，术后 30min 再次超声扫描

观察与记录
1. 基本信息
2. 图像部分
3. 文字描述

> 基本内容包括施行手术名称、一般情况、穿刺过程、术后复查、手术过程的总体评价、术后注意事项、署名

图 6　经腹脐静脉穿刺术

操作流程　　　　　　　　　　　　　　　　　要点说明

核对
医嘱、孕妇姓名、ID 号

评估
1. 核对穿刺指征、孕周等基本信息
2. B 超检查，了解胎儿双项径、羊水、脐带、胎盘位置、脐静脉直径及胎心等
3. 胎心及生命体征监护
4. 术前检查结果如血常规、C 反应蛋白、凝血功能等

→
1. 评估是否有穿刺禁忌证
2. 若羊水过少，可在羊膜腔灌注 100～300ml 温生理盐水；若羊水过多，可以先进行羊膜腔抽液治疗
3. 了解孕妇对经腹脐静脉穿刺术的认知和接受程度

告知
1. 经腹脐静脉穿刺术操作的目的、方法和意义
2. 操作中可能出现的不适和风险、取得合作

→
操作的目的和风险，签署知情同意书

准备
1. 用物准备：腹部冲洗用物、治疗巾、引导用实时超声设备及穿刺探头灭菌用、21G～22G 一次性无菌穿刺针、5ml 注射器、高压灭菌穿刺包、无菌手套
2. 环境准备：环境无菌、舒适，隐秘性好
3. 孕妇准备：排空膀胱，取平卧位/仰卧位，腹部消毒。测量体温、血压、脉搏
4. 术者准备：洗手，戴口罩和手套，穿手术衣

实施
1. 定位：超声探头确定脐带穿刺进针点
2. 操作：将探头固定，以适当穿刺角度进针，观察针尖轨迹是否与穿刺引导线一致，当偏离时应调整。当针尖靠近脐带附近时以"冲击式"手法插入脐带，针尖便能刺入圆滑的脐静脉。之后拔出针芯，吸胎血 1～2ml，拔针
3. 观察生命体征、胎心、胎动及羊水情况

→
1. 穿刺点多选在距根部 2～3cm 处，此处脐带较固定，血管扭曲少，利于进针
2. 进针当穿过皮肤后便可见针尖回声像，呈一强光点；当进入脐静脉后荧光屏上显示脐静脉内有一强回声
3. 术后用棉球压迫穿刺点几分钟，休息 1h。继续超声观察胎盘脐带穿刺处有无渗血，监测胎心有无变化

观察与记录
1. 基本信息
2. 图像部分
3. 文字描述

→
基本内容包括施行手术名称、一般情况、穿刺过程、术后复查、手术过程的总体评价、术后注意事项、署名

图 7 胎儿镜检查术

操作流程

要点说明

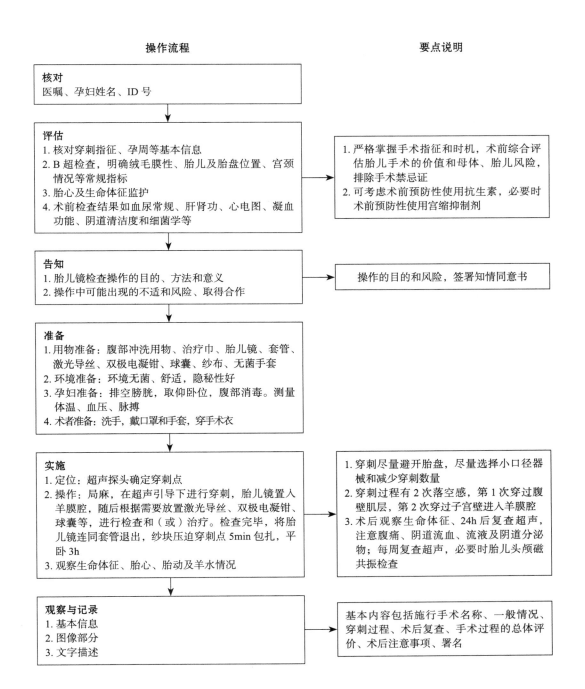

核对
医嘱、孕妇姓名、ID 号

评估
1. 核对穿刺指征、孕周等基本信息
2. B 超检查，明确绒毛膜性、胎儿及胎盘位置、宫颈情况等常规指标
3. 胎心及生命体征监护
4. 术前检查结果如血尿常规、肝肾功、心电图、凝血功能、阴道清洁度和细菌学等

1. 严格掌握手术指征和时机，术前综合评估胎儿手术的价值和母体、胎儿风险，排除手术禁忌证
2. 可考虑术前预防性使用抗生素，必要时术前预防性使用宫缩抑制剂

告知
1. 胎儿镜检查操作的目的、方法和意义
2. 操作中可能出现的不适和风险、取得合作

操作的目的和风险，签署知情同意书

准备
1. 用物准备：腹部冲洗用物、治疗巾、胎儿镜、套管、激光导丝、双极电凝钳、球囊、纱布、无菌手套
2. 环境准备：环境无菌、舒适，隐秘性好
3. 孕妇准备：排空膀胱，取仰卧位，腹部消毒。测量体温、血压、脉搏
4. 术者准备：洗手、戴口罩和手套，穿手术衣

实施
1. 定位：超声探头确定穿刺点
2. 操作：局麻，在超声引导下进行穿刺，胎儿镜置入羊膜腔，随后根据需要放置激光导丝、双极电凝钳、球囊等，进行检查和（或）治疗。检查完毕，将胎儿镜连同套管退出，纱块压迫穿刺点 5min 包扎，平卧 3h
3. 观察生命体征、胎心、胎动及羊水情况

1. 穿刺尽量避开胎盘，尽量选择小口径器械和减少穿刺数量
2. 穿刺过程有 2 次落空感，第 1 次穿过腹壁肌层，第 2 次穿过子宫壁进入羊膜腔
3. 术后观察生命体征、24h 后复查超声，注意腹痛、阴道流血、流液及阴道分泌物；每周复查超声，必要时胎儿头颅磁共振检查

观察与记录
1. 基本信息
2. 图像部分
3. 文字描述

基本内容包括施行手术名称、一般情况、穿刺过程、术后复查、手术过程的总体评价、术后注意事项、署名

图8 产前筛查与诊治步骤

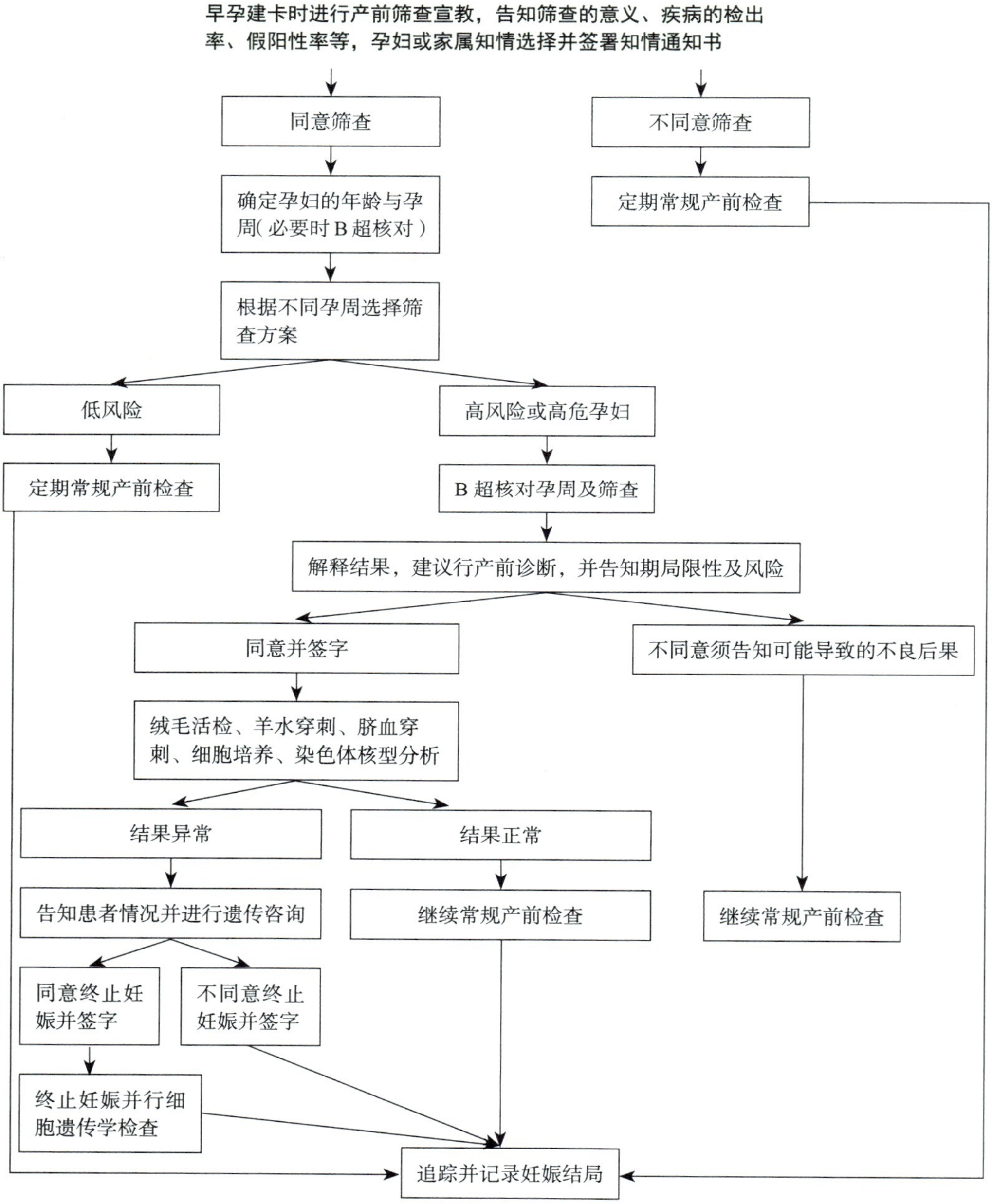

早孕建卡时进行产前筛查宣教，告知筛查的意义、疾病的检出率、假阳性率等，孕妇或家属知情选择并签署知情通知书

```
              同意筛查                        不同意筛查
                 │                               │
                 ▼                               ▼
       确定孕妇的年龄与孕周              定期常规产前检查 ──────────────┐
       （必要时B超核对）                                              │
                 │                                                    │
                 ▼                                                    │
       根据不同孕周选择筛查方案                                        │
          ┌──────────┴──────────┐                                    │
          ▼                     ▼                                     │
       低风险            高风险或高危孕妇                              │
          │                     │                                     │
          ▼                     ▼                                     │
   定期常规产前检查        B超核对孕周及筛查                           │
          │                     │                                     │
          │                     ▼                                     │
          │        解释结果，建议行产前诊断，并告知期局限性及风险      │
          │          ┌──────────┴──────────────┐                      │
          │          ▼                          ▼                     │
          │      同意并签字           不同意须告知可能导致的不良后果   │
          │          │                          │                     │
          │          ▼                          │                     │
          │  绒毛活检、羊水穿刺、脐血穿          │                     │
          │  刺、细胞培养、染色体核型分析        │                     │
          │     ┌─────┴─────┐                    │                     │
          │     ▼           ▼                    │                     │
          │  结果异常     结果正常                │                     │
          │     │           │                    │                     │
          │     ▼           ▼                    ▼                     │
          │ 告知患者情况并  继续常规产前检查   继续常规产前检查        │
          │ 进行遗传咨询        │                                      │
          │  ┌────┴────┐       │                                      │
          │  ▼         ▼       │                                      │
          │同意终止妊 不同意终止 │                                     │
          │娠并签字   妊娠并签字 │                                     │
          │  │         │        │                                     │
          │  ▼         │        │                                     │
          │终止妊娠并行 │        │                                     │
          │细胞遗传学检查│       │                                     │
          │  │         │        │                                     │
          └──┴─────────┴────────┴──── 追踪并记录妊娠结局 ◄────────────┘
```

图 9 女性生育力评估

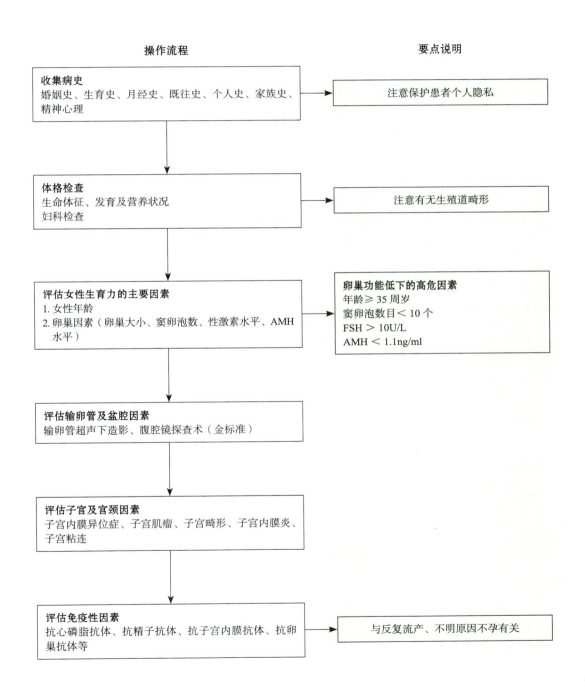

操作流程

要点说明

收集病史
婚姻史、生育史、月经史、既往史、个人史、家族史、精神心理

注意保护患者个人隐私

体格检查
生命体征、发育及营养状况
妇科检查

注意有无生殖道畸形

评估女性生育力的主要因素
1. 女性年龄
2. 卵巢因素（卵巢大小、窦卵泡数、性激素水平、AMH水平）

卵巢功能低下的高危因素
年龄 ≥ 35 周岁
窦卵泡数目 < 10 个
FSH > 10U/L
AMH < 1.1ng/ml

评估输卵管及盆腔因素
输卵管超声下造影、腹腔镜探查术（金标准）

评估子宫及宫颈因素
子宫内膜异位症、子宫肌瘤、子宫畸形、子宫内膜炎、子宫粘连

评估免疫性因素
抗心磷脂抗体、抗精子抗体、抗子宫内膜抗体、抗卵巢抗体等

与反复流产、不明原因不孕有关

图 10　促排卵指导技术

操作流程　　　　　　　　　　　　　　　　　　要点说明

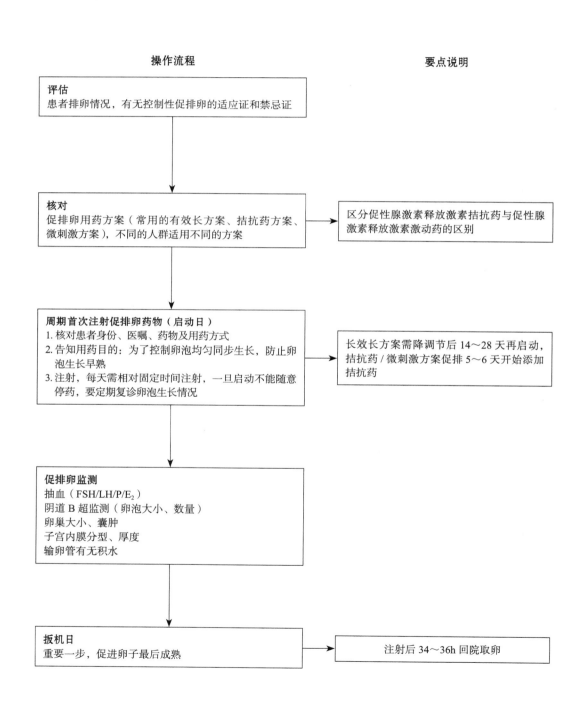

评估
患者排卵情况，有无控制性促排卵的适应证和禁忌证

核对
促排卵用药方案（常用的有效长方案、拮抗药方案、微刺激方案），不同的人群适用不同的方案

区分促性腺激素释放激素拮抗药与促性腺激素释放激素激动药的区别

周期首次注射促排卵药物（启动日）
1. 核对患者身份、医嘱、药物及用药方式
2. 告知用药目的：为了控制卵泡均匀同步生长，防止卵泡生长早熟
3. 注射，每天需相对固定时间注射，一旦启动不能随意停药，要定期复诊卵泡生长情况

长效长方案需降调节后 14～28 天再启动，拮抗药 / 微刺激方案促排 5～6 天开始添加拮抗药

促排卵监测
抽血（FSH/LH/P/E_2）
阴道 B 超监测（卵泡大小、数量）
卵巢大小、囊肿
子宫内膜分型、厚度
输卵管有无积水

扳机日
重要一步，促进卵子最后成熟

注射后 34～36h 回院取卵

图 11 人工授精技术

操作流程 | 要点说明

评估
有无人工授精的适应证和禁忌证

术前准备
身体检查、专科建档、查验证件、签署同意书

监测卵泡，选择手术时机
当优势卵泡直径达到 16～20mm，LH 水平上升到大于基础值 2 倍以上，血中 E_2 水平达到 250～300pg/ml，给予 hCG 注射促进卵泡排出，在 24～48h 后行人工授精 → 月经周期规律有排卵者可用自然周期排卵时机

手术前
物品 / 环境 / 患者 / 工作人员准备夫妇双方身份核对（姓名、指纹、证件） → 身份核对非常重要

手术中
1. 暴露宫颈，擦拭阴道及宫颈口分泌物
2. 将优选处理后的配偶精液注入子宫腔内 → 动作轻柔

手术后
正常生活，14 天验孕

图 12　体外受精 – 胚胎移植技术

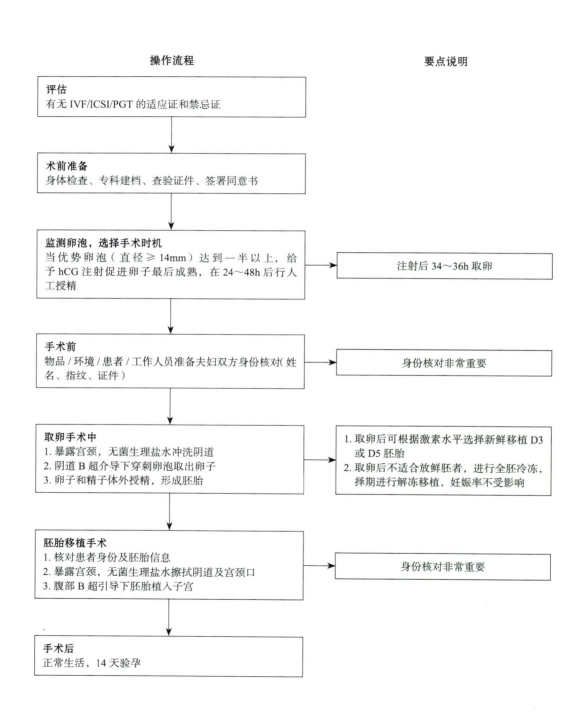

操作流程　　　　　　　　　　　　　　　　要点说明

评估
有无 IVF/ICSI/PGT 的适应证和禁忌证

术前准备
身体检查、专科建档、查验证件、签署同意书

监测卵泡，选择手术时机
当优势卵泡（直径 ≥ 14mm）达到一半以上，给予 hCG 注射促进卵子最后成熟，在 24～48h 后行人工授精　→　注射后 34～36h 取卵

手术前
物品 / 环境 / 患者 / 工作人员准备夫妇双方身份核对(姓名、指纹、证件)　→　身份核对非常重要

取卵手术中
1. 暴露宫颈，无菌生理盐水冲洗阴道
2. 阴道 B 超介导下穿刺卵泡取出卵子
3. 卵子和精子体外授精，形成胚胎　→　
1. 取卵后可根据激素水平选择新鲜移植 D3 或 D5 胚胎
2. 取卵后不适合放鲜胚者，进行全胚冷冻，择期进行解冻移植，妊娠率不受影响

胚胎移植手术
1. 核对患者身份及胚胎信息
2. 暴露宫颈，无菌生理盐水擦拭阴道及宫颈口
3. 腹部 B 超引导下胚胎植入子宫　→　身份核对非常重要

手术后
正常生活，14 天验孕

图 13 卵巢过度刺激综合征评估及指导

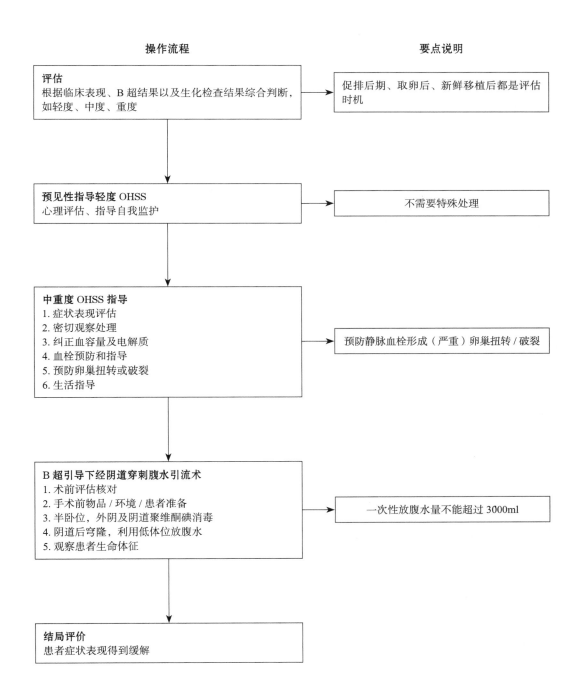

操作流程   要点说明

评估
根据临床表现、B超结果以及生化检查结果综合判断，如轻度、中度、重度

促排后期、取卵后、新鲜移植后都是评估时机

预见性指导轻度 OHSS
心理评估、指导自我监护

不需要特殊处理

中重度 OHSS 指导
1. 症状表现评估
2. 密切观察处理
3. 纠正血容量及电解质
4. 血栓预防和指导
5. 预防卵巢扭转或破裂
6. 生活指导

预防静脉血栓形成（严重）卵巢扭转/破裂

B超引导下经阴道穿刺腹水引流术
1. 术前评估核对
2. 手术前物品/环境/患者准备
3. 半卧位，外阴及阴道聚维酮碘消毒
4. 阴道后穹隆，利用低体位放腹水
5. 观察患者生命体征

一次性放腹水量不能超过 3000ml

结局评价
患者症状表现得到缓解

图 14 多胎妊娠减胎技术

操作流程 要点说明

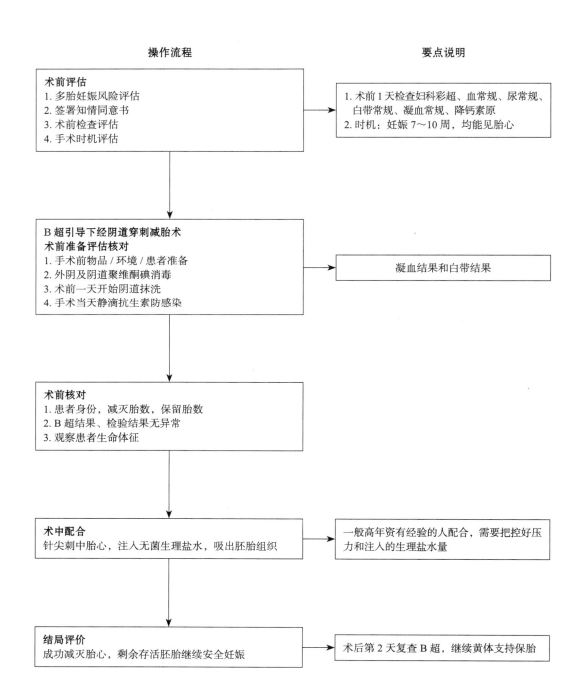

术前评估
1. 多胎妊娠风险评估
2. 签署知情同意书
3. 术前检查评估
4. 手术时机评估

→

1. 术前 1 天检查妇科彩超、血常规、尿常规、白带常规、凝血常规、降钙素原
2. 时机：妊娠 7～10 周，均能见胎心

B 超引导下经阴道穿刺减胎术
术前准备评估核对
1. 手术前物品 / 环境 / 患者准备
2. 外阴及阴道聚维酮碘消毒
3. 术前一天开始阴道抹洗
4. 手术当天静滴抗生素防感染

→

凝血结果和白带结果

术前核对
1. 患者身份，减灭胎数，保留胎数
2. B 超结果、检验结果无异常
3. 观察患者生命体征

术中配合
针尖刺中胎心，注入无菌生理盐水，吸出胚胎组织

→

一般高年资有经验的人配合，需要把控好压力和注入的生理盐水量

结局评价
成功减灭胎心，剩余存活胚胎继续安全妊娠

→

术后第 2 天复查 B 超，继续黄体支持保胎

图 15　孕产妇心理状态评估技术

操作流程　　　　　　　　　　　　　　　要点说明

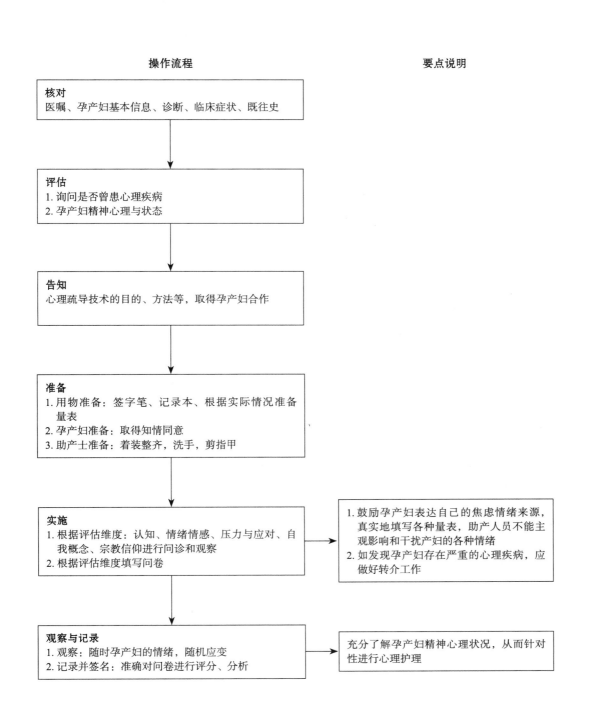

核对
医嘱、孕产妇基本信息、诊断、临床症状、既往史

评估
1. 询问是否曾患心理疾病
2. 孕产妇精神心理与状态

告知
心理疏导技术的目的、方法等，取得孕产妇合作

准备
1. 用物准备：签字笔、记录本、根据实际情况准备量表
2. 孕产妇准备：取得知情同意
3. 助产士准备：着装整齐，洗手，剪指甲

实施
1. 根据评估维度：认知、情绪情感、压力与应对、自我概念、宗教信仰进行问诊和观察
2. 根据评估维度填写问卷

1. 鼓励孕产妇表达自己的焦虑情绪来源，真实地填写各种量表，助产人员不能主观影响和干扰产妇的各种情绪
2. 如发现孕产妇存在严重的心理疾病，应做好转介工作

观察与记录
1. 观察：随时孕产妇的情绪，随机应变
2. 记录并签名：准确对问卷进行评分、分析

充分了解孕产妇精神心理状况，从而针对性进行心理护理

图16 配偶心理状态评估技术

操作流程   要点说明

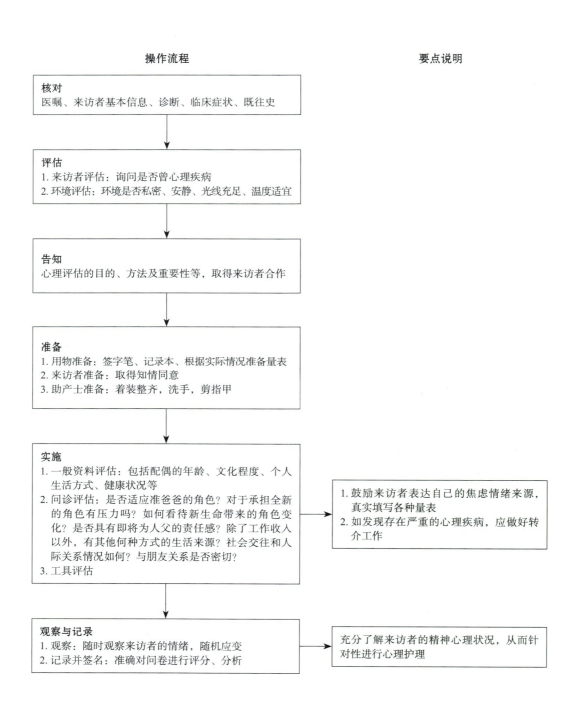

核对
医嘱、来访者基本信息、诊断、临床症状、既往史

评估
1. 来访者评估：询问是否曾心理疾病
2. 环境评估：环境是否私密、安静、光线充足、温度适宜

告知
心理评估的目的、方法及重要性等，取得来访者合作

准备
1. 用物准备：签字笔、记录本、根据实际情况准备量表
2. 来访者准备：取得知情同意
3. 助产士准备：着装整齐，洗手，剪指甲

实施
1. 一般资料评估：包括配偶的年龄、文化程度、个人
   生活方式、健康状况等
2. 问诊评估：是否适应准爸爸的角色？对于承担全新
   的角色有压力吗？如何看待新生命带来的角色变
   化？是否具有即将为人父的责任感？除了工作收入
   以外，有其他何种方式的生活来源？社会交往和人
   际关系情况如何？与朋友关系是否密切？
3. 工具评估

1. 鼓励来访者表达自己的焦虑情绪来源，
   真实填写各种量表
2. 如发现存在严重的心理疾病，应做好转
   介工作

观察与记录
1. 观察：随时观察来访者的情绪，随机应变
2. 记录并签名：准确对问卷进行评分、分析

充分了解来访者的精神心理状况，从而针
对性进行心理护理

图 17　心理疏导技术

操作流程　　　　　　　　　　　　　　　　要点说明

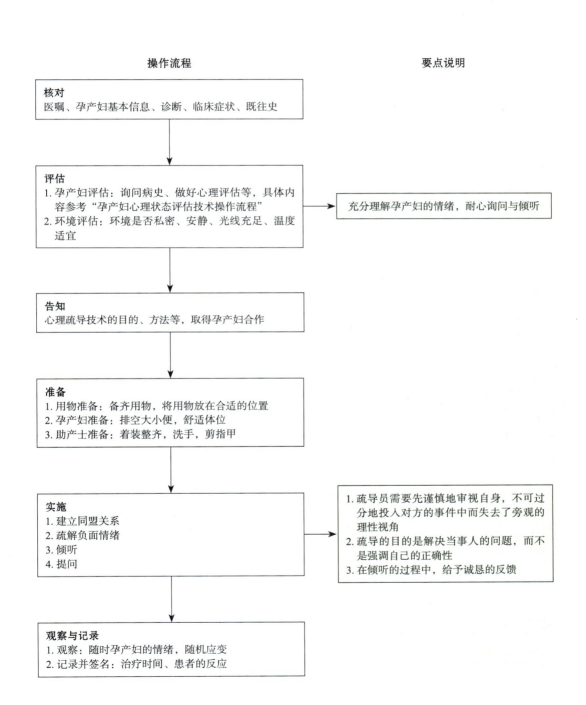

核对
医嘱、孕产妇基本信息、诊断、临床症状、既往史

评估
1. 孕产妇评估：询问病史、做好心理评估等，具体内容参考"孕产妇心理状态评估技术操作流程"
2. 环境评估：环境是否私密、安静、光线充足、温度适宜

充分理解孕产妇的情绪，耐心询问与倾听

告知
心理疏导技术的目的、方法等，取得孕产妇合作

准备
1. 用物准备：备齐用物，将用物放在合适的位置
2. 孕产妇准备：排空大小便，舒适体位
3. 助产士准备：着装整齐，洗手，剪指甲

实施
1. 建立同盟关系
2. 疏解负面情绪
3. 倾听
4. 提问

1. 疏导员需要先谨慎地审视自身，不可过分地投入对方的事件中而失去了旁观的理性视角
2. 疏导的目的是解决当事人的问题，而不是强调自己的正确性
3. 在倾听的过程中，给予诚恳的反馈

观察与记录
1. 观察：随时孕产妇的情绪，随机应变
2. 记录并签名：治疗时间、患者的反应

图 18 认知行为治疗技术

操作流程

要点说明

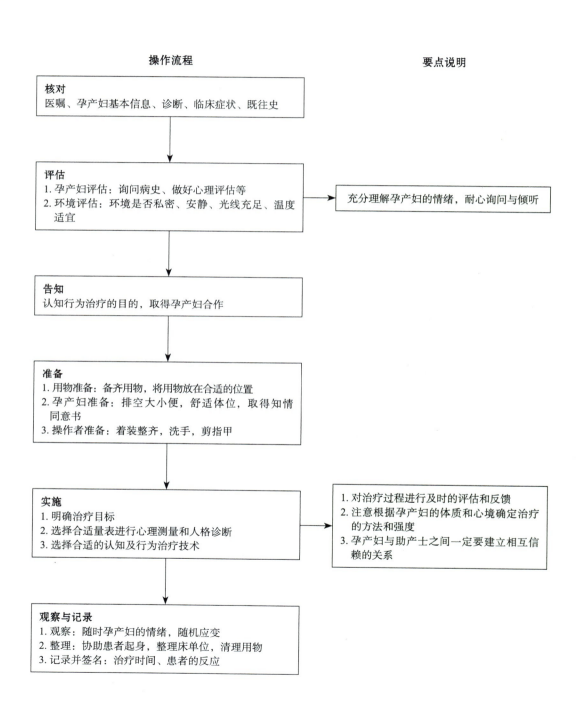

核对
医嘱、孕产妇基本信息、诊断、临床症状、既往史

评估
1. 孕产妇评估：询问病史、做好心理评估等
2. 环境评估：环境是否私密、安静、光线充足、温度适宜

> 充分理解孕产妇的情绪，耐心询问与倾听

告知
认知行为治疗的目的，取得孕产妇合作

准备
1. 用物准备：备齐用物，将用物放在合适的位置
2. 孕产妇准备：排空大小便，舒适体位，取得知情同意书
3. 操作者准备：着装整齐，洗手，剪指甲

实施
1. 明确治疗目标
2. 选择合适量表进行心理测量和人格诊断
3. 选择合适的认知及行为治疗技术

> 1. 对治疗过程进行及时的评估和反馈
> 2. 注意根据孕产妇的体质和心境确定治疗的方法和强度
> 3. 孕产妇与助产士之间一定要建立相互信赖的关系

观察与记录
1. 观察：随时孕产妇的情绪，随机应变
2. 整理：协助患者起身，整理床单位，清理用物
3. 记录并签名：治疗时间、患者的反应

图 19　音乐疗法

操作流程

要点说明

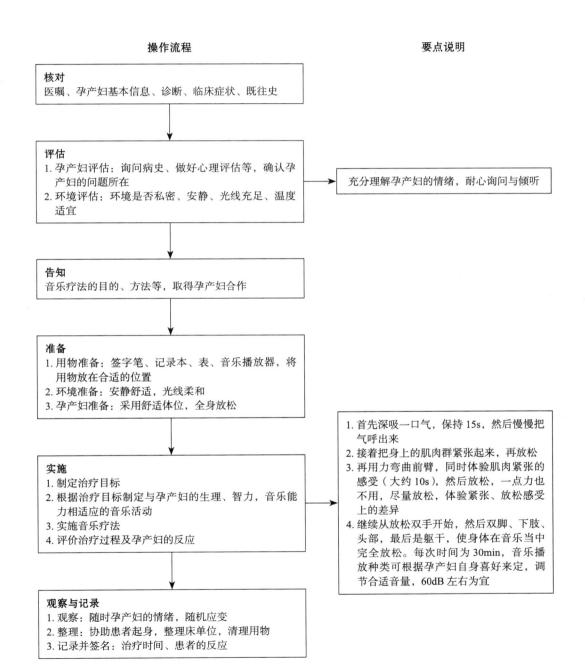

核对
医嘱、孕产妇基本信息、诊断、临床症状、既往史

评估
1. 孕产妇评估：询问病史、做好心理评估等，确认孕产妇的问题所在
2. 环境评估：环境是否私密、安静、光线充足、温度适宜

充分理解孕产妇的情绪，耐心询问与倾听

告知
音乐疗法的目的、方法等，取得孕产妇合作

准备
1. 用物准备：签字笔、记录本、表、音乐播放器，将用物放在合适的位置
2. 环境准备：安静舒适，光线柔和
3. 孕产妇准备：采用舒适体位，全身放松

实施
1. 制定治疗目标
2. 根据治疗目标制定与孕产妇的生理、智力，音乐能力相适应的音乐活动
3. 实施音乐疗法
4. 评价治疗过程及孕产妇的反应

1. 首先深吸一口气，保持 15s，然后慢慢把气呼出来
2. 接着把身上的肌肉群紧张起来，再放松
3. 再用力弯曲前臂，同时体验肌肉紧张的感受（大约 10s），然后放松，一点力也不用，尽量放松，体验紧张、放松感受上的差异
4. 继续从放松双手开始，然后双脚、下肢、头部，最后是躯干，使身体在音乐当中完全放松。每次时间为 30min，音乐播放种类可根据孕产妇自身喜好来定，调节合适音量，60dB 左右为宜

观察与记录
1. 观察：随时孕产妇的情绪，随机应变
2. 整理：协助患者起身，整理床单位，清理用物
3. 记录并签名：治疗时间、患者的反应

图 20 呼吸放松技术

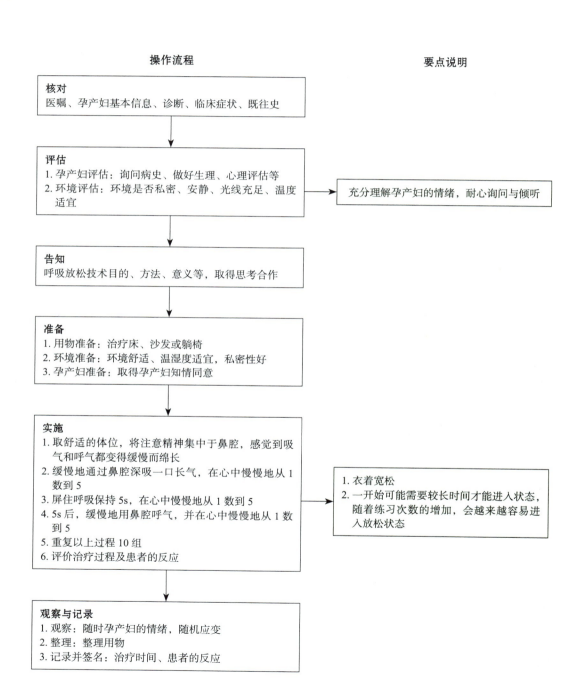

操作流程

要点说明

核对
医嘱、孕产妇基本信息、诊断、临床症状、既往史

评估
1. 孕产妇评估：询问病史、做好生理、心理评估等
2. 环境评估：环境是否私密、安静、光线充足、温度适宜

充分理解孕产妇的情绪，耐心询问与倾听

告知
呼吸放松技术目的、方法、意义等，取得思考合作

准备
1. 用物准备：治疗床、沙发或躺椅
2. 环境准备：环境舒适、温湿度适宜，私密性好
3. 孕产妇准备：取得孕产妇知情同意

实施
1. 取舒适的体位，将注意精神集中于鼻腔，感觉到吸气和呼气都变得缓慢而绵长
2. 缓慢地通过鼻腔深吸一口长气，在心中慢慢地从1数到5
3. 屏住呼吸保持5s，在心中慢慢地从1数到5
4. 5s后，缓慢地用鼻腔呼气，并在心中慢慢地从1数到5
5. 重复以上过程10组
6. 评价治疗过程及患者的反应

1. 衣着宽松
2. 一开始可能需要较长时间才能进入状态，随着练习次数的增加，会越来越容易进入放松状态

观察与记录
1. 观察：随时孕产妇的情绪，随机应变
2. 整理：整理用物
3. 记录并签名：治疗时间、患者的反应

图 21 沙盘疗法

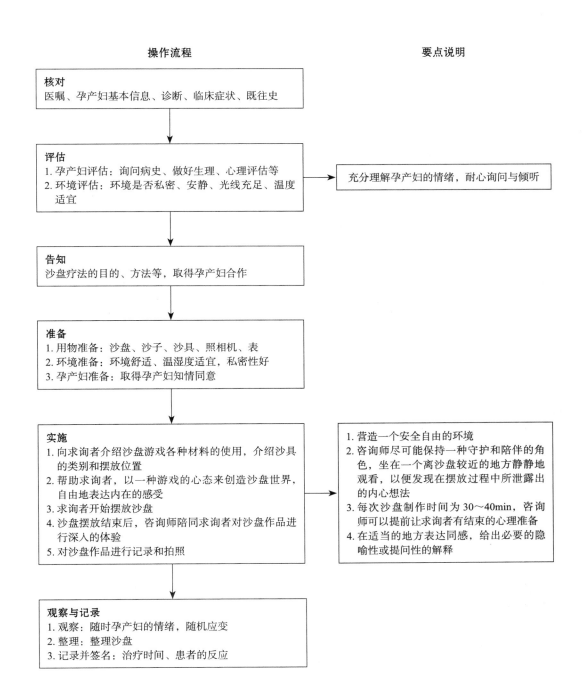

操作流程

核对
医嘱、孕产妇基本信息、诊断、临床症状、既往史

评估
1. 孕产妇评估：询问病史、做好生理、心理评估等
2. 环境评估：环境是否私密、安静、光线充足、温度适宜

告知
沙盘疗法的目的、方法等，取得孕产妇合作

准备
1. 用物准备：沙盘、沙子、沙具、照相机、表
2. 环境准备：环境舒适、温湿度适宜，私密性好
3. 孕产妇准备：取得孕产妇知情同意

实施
1. 向求询者介绍沙盘游戏各种材料的使用，介绍沙具的类别和摆放位置
2. 帮助求询者，以一种游戏的心态来创造沙盘世界，自由地表达内在的感受
3. 求询者开始摆放沙盘
4. 沙盘摆放结束后，咨询师陪同求询者对沙盘作品进行深入的体验
5. 对沙盘作品进行记录和拍照

观察与记录
1. 观察：随时孕产妇的情绪，随机应变
2. 整理：整理沙盘
3. 记录并签名：治疗时间、患者的反应

要点说明

充分理解孕产妇的情绪，耐心询问与倾听

1. 营造一个安全自由的环境
2. 咨询师尽可能保持一种守护和陪伴的角色，坐在一个离沙盘较近的地方静静地观看，以便发现在摆放过程中所泄露出的内心想法
3. 每次沙盘制作时间为 30~40min，咨询师可以提前让求询者有结束的心理准备
4. 在适当的地方表达同感，给出必要的隐喻性或提问性的解释

图 22 正念减压疗法

操作流程 要点说明

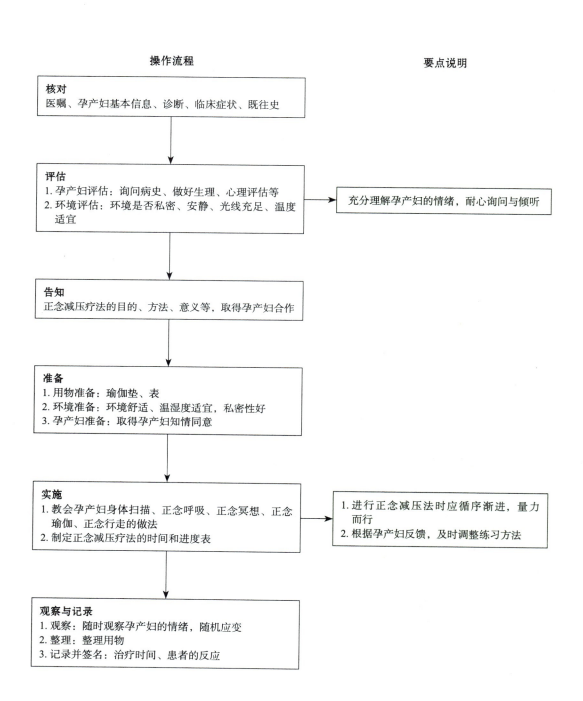

核对
医嘱、孕产妇基本信息、诊断、临床症状、既往史

评估
1. 孕产妇评估：询问病史、做好生理、心理评估等
2. 环境评估：环境是否私密、安静、光线充足、温度适宜

充分理解孕产妇的情绪，耐心询问与倾听

告知
正念减压疗法的目的、方法、意义等，取得孕产妇合作

准备
1. 用物准备：瑜伽垫、表
2. 环境准备：环境舒适、温湿度适宜，私密性好
3. 孕产妇准备：取得孕产妇知情同意

实施
1. 教会孕产妇身体扫描、正念呼吸、正念冥想、正念瑜伽、正念行走的做法
2. 制定正念减压疗法的时间和进度表

1. 进行正念减压法时应循序渐进，量力而行
2. 根据孕产妇反馈，及时调整练习方法

观察与记录
1. 观察：随时观察孕产妇的情绪，随机应变
2. 整理：整理用物
3. 记录并签名：治疗时间、患者的反应

图 23 催眠疗法

操作流程   要点说明

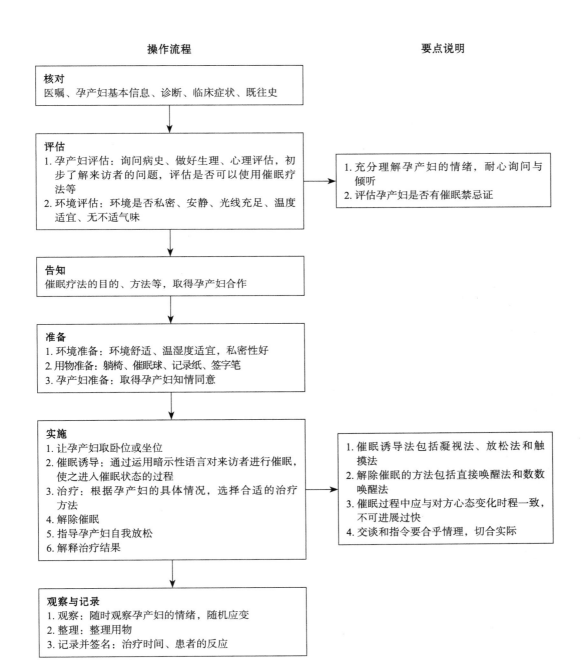

核对
医嘱、孕产妇基本信息、诊断、临床症状、既往史

评估
1. 孕产妇评估：询问病史、做好生理、心理评估，初步了解来访者的问题，评估是否可以使用催眠疗法等
2. 环境评估：环境是否私密、安静、光线充足、温度适宜、无不适气味

1. 充分理解孕产妇的情绪，耐心询问与倾听
2. 评估孕产妇是否有催眠禁忌证

告知
催眠疗法的目的、方法等，取得孕产妇合作

准备
1. 环境准备：环境舒适、温湿度适宜，私密性好
2. 用物准备：躺椅、催眠球、记录纸、签字笔
3. 孕产妇准备：取得孕产妇知情同意

实施
1. 让孕产妇取卧位或坐位
2. 催眠诱导：通过运用暗示性语言对来访者进行催眠，使之进入催眠状态的过程
3. 治疗：根据孕产妇的具体情况，选择合适的治疗方法
4. 解除催眠
5. 指导孕产妇自我放松
6. 解释治疗结果

1. 催眠诱导法包括凝视法、放松法和触摸法
2. 解除催眠的方法包括直接唤醒法和数数唤醒法
3. 催眠过程中应与对方心态变化时程一致，不可进展过快
4. 交谈和指令要合乎情理，切合实际

观察与记录
1. 观察：随时观察孕产妇的情绪，随机应变
2. 整理：整理用物
3. 记录并签名：治疗时间、患者的反应

图 24 哀伤辅导技术

操作流程   要点说明

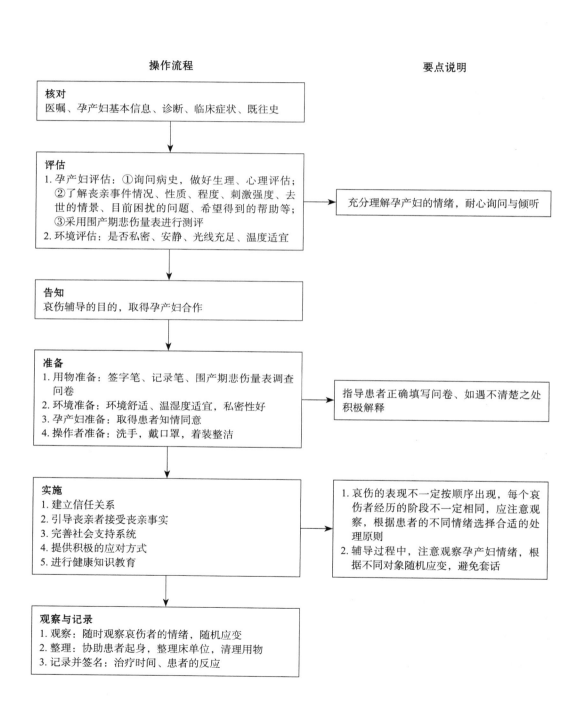

核对
医嘱、孕产妇基本信息、诊断、临床症状、既往史

评估
1. 孕产妇评估：①询问病史，做好生理、心理评估；
   ②了解丧亲事件情况、性质、程度、刺激强度、去
   世的情景、目前困扰的问题、希望得到的帮助等；
   ③采用围产期悲伤量表进行测评
2. 环境评估：是否私密、安静、光线充足、温度适宜

充分理解孕产妇的情绪，耐心询问与倾听

告知
哀伤辅导的目的，取得孕产妇合作

准备
1. 用物准备：签字笔、记录笔、围产期悲伤量表调查
   问卷
2. 环境准备：环境舒适、温湿度适宜，私密性好
3. 孕产妇准备：取得患者知情同意
4. 操作者准备：洗手，戴口罩，着装整洁

指导患者正确填写问卷、如遇不清楚之处积极解释

实施
1. 建立信任关系
2. 引导丧亲者接受丧亲事实
3. 完善社会支持系统
4. 提供积极的应对方式
5. 进行健康知识教育

1. 哀伤的表现不一定按顺序出现，每个哀伤者经历的阶段不一定相同，应注意观察，根据患者的不同情绪选择合适的处理原则
2. 辅导过程中，注意观察孕产妇情绪，根据不同对象随机应变，避免套话

观察与记录
1. 观察：随时观察哀伤者的情绪，随机应变
2. 整理：协助患者起身，整理床单位，清理用物
3. 记录并签名：治疗时间、患者的反应

图 25 营养评估技术

操作流程   要点说明

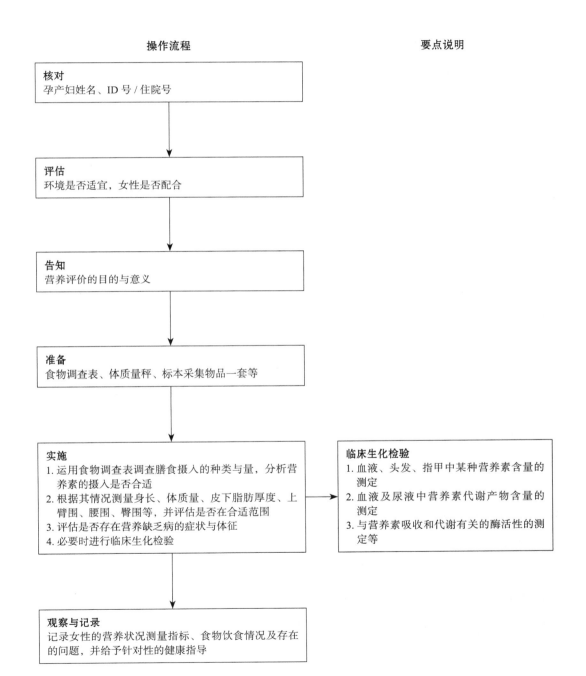

核对
孕产妇姓名、ID 号 / 住院号

评估
环境是否适宜，女性是否配合

告知
营养评价的目的与意义

准备
食物调查表、体质量秤、标本采集物品一套等

实施
1. 运用食物调查表调查膳食摄入的种类与量，分析营养素的摄入是否合适
2. 根据其情况测量身长、体质量、皮下脂肪厚度、上臂围、腰围、臀围等，并评估是否在合适范围
3. 评估是否存在营养缺乏病的症状与体征
4. 必要时进行临床生化检验

临床生化检验
1. 血液、头发、指甲中某种营养素含量的测定
2. 血液及尿液中营养素代谢产物含量的测定
3. 与营养素吸收和代谢有关的酶活性的测定等

观察与记录
记录女性的营养状况测量指标、食物饮食情况及存在的问题，并给予针对性的健康指导

图 26 食谱编制技术

操作流程 要点说明

核对
孕产妇姓名、门诊 ID 号 / 住院号

↓

告知
食谱编制的目的与步骤

↓

评估
1. 基本状况，如年龄、性别、民族，生活方式，饮食习惯、经济状况
2. 评估营养和健康状况
3. 如罹患疾病者要明确诊断和治疗情况，以及对饮食的要求

↓

准备
食物秤、GI 值表、GL 值表、食物交换表

↓

确定全日能量供给量
1. 根据对患者体形的判断，结合不同劳动强度及其临床的具体情况，确定不同热量系数
2. 计算理想体质量
3. 计算每日总能量供给
4. 根据女性的妊娠阶段、营养相关性疾病确定其每日附加能量

→

1. 理想体质量（kg）=（cm）–105
2. 每日总体量供给（kcal）= 理想体质量（kg）× 热量系数（kcal/kg）
3. 妊娠中期女性在孕前每日总能量供给量的基础上增加 300kcal；妊娠晚期每日增加 450kcal；如为妊娠期糖尿病女性则妊娠中期和妊娠晚期均在孕前每日总能量供给量的基础上增加 200kcal；在母乳喂养婴儿的女性中，哺乳需要的能量比妊娠期多 500kcal/d

↓

确定三大营养素的需要量
三大营养素占总能量比例应当适宜，一般蛋白质占 10%～15%，脂肪占 20%～30%，糖类占 55%～65%

↓

根据三餐的能量分配比例计算出三大能量营养素的每餐需要量
一般早餐占 30%，午餐占 40%，晚餐占 30%

↓

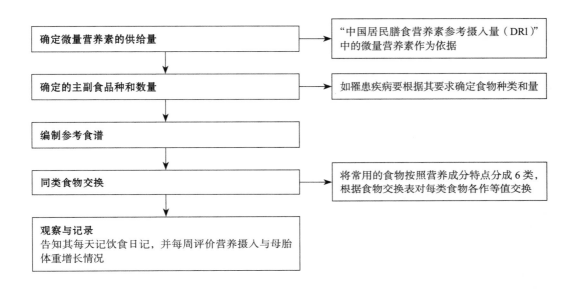

确定微量营养素的供给量 → "中国居民膳食营养素参考摄入量（DRI）"中的微量营养素作为依据

确定的主副食品种和数量 → 如罹患疾病要根据其要求确定食物种类和量

编制参考食谱

同类食物交换 → 将常用的食物按照营养成分特点分成 6 类，根据食物交换表对每类食物各作等值交换

观察与记录
告知其每天记饮食日记，并每周评价营养摄入与母胎体重增长情况

图 27　营养咨询技术

操作流程

要点说明

核对
孕产妇姓名、ID 号 / 住院号

评估
环境是否适宜，女性是否配合

告知
营养咨询的目的与意义

准备
食物调查表、食物模具一套、体质量秤等

实施
1. 建立良好的咨询关系
2. 收集病史：包括某些营养素缺乏的有关心理和社会因素；与营养可能有关的药品，与营养有关的其他病史等
3. 收集饮食史：了解患者饮食习惯和嗜好、日常所食食物种类及数量、餐次和分配比例、有无偏食及烹饪加工方法等
4. 计算分析患者能量和营养素的摄入量与参考摄入量的差距
5. 通过临床检查评估其与营养状况改变有关的症状与体征
6. 综合评价：通过膳食调查、人体测量、临床检查、生化分析等多方面资料对患者的营养状况进行综合评价
7. 膳食指导：从膳食结构、膳食质量及相关行为等方面给患者膳食指导
8. 追踪反馈：了解指导意见的执行情况、患者状况的变化，根据反馈信息调整指导方案

膳食指导的原则如下
1. 切实可行：必须结合患者实际经济条件和饮食习惯等情况制订指导方案，以实现营养咨询的目标
2. 具体实施：指导意见应是针对患者实际情况制订指导方案，以实现营养咨询的目标
3. 重点明确：在营养咨询过程中，有时会遇到复杂多样的问题，这时应分清轻重缓急，强调首要解决的目标，不忽视次要问题

观察与记录
记录女性的病史、饮食史、营养状况等综合评价结果，制定并发放健康教育处方

图 28　体质量控制技术

操作流程　　　　　　　　　　　　　　　　　　要点说明

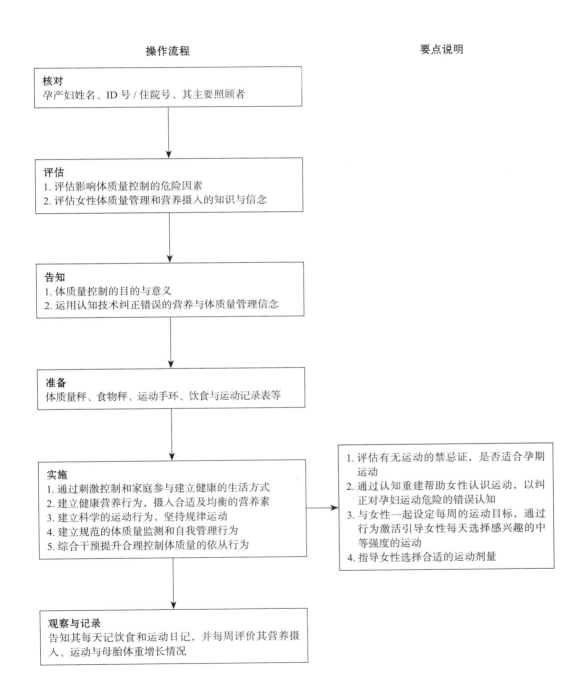

核对
孕产妇姓名、ID 号 / 住院号、其主要照顾者

评估
1.评估影响体质量控制的危险因素
2.评估女性体质量管理和营养摄入的知识与信念

告知
1.体质量控制的目的与意义
2.运用认知技术纠正错误的营养与体质量管理信念

准备
体质量秤、食物秤、运动手环、饮食与运动记录表等

实施
1.通过刺激控制和家庭参与建立健康的生活方式
2.建立健康营养行为，摄入合适及均衡的营养素
3.建立科学的运动行为，坚持规律运动
4.建立规范的体质量监测和自我管理行为
5.综合干预提升合理控制体质量的依从行为

1.评估有无运动的禁忌证，是否适合孕期运动
2.通过认知重建帮助女性认识运动，以纠正对孕妇运动危险的错误认知
3.与女性一起设定每周的运动目标，通过行为激活引导女性每天选择感兴趣的中等强度的运动
4.指导女性选择合适的运动剂量

观察与记录
告知其每天记饮食和运动日记，并每周评价其营养摄入、运动与母胎体重增长情况

图 29 呼吸放松技巧

操作流程

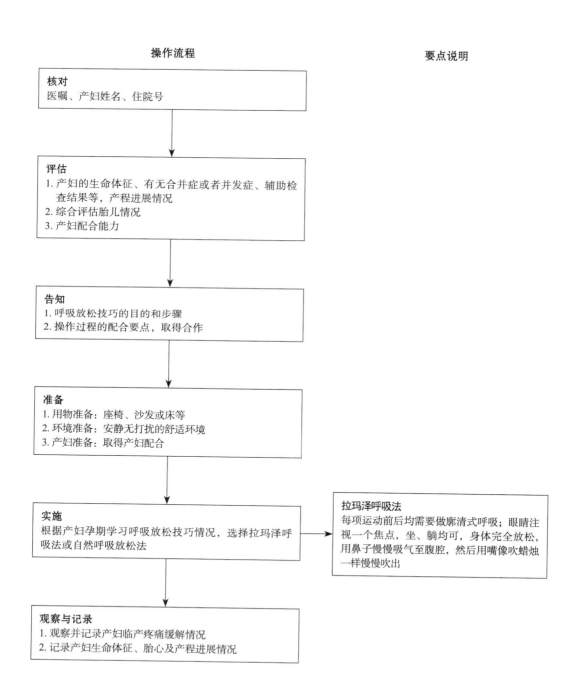

核对
医嘱、产妇姓名、住院号

评估
1. 产妇的生命体征、有无合并症或者并发症、辅助检查结果等，产程进展情况
2. 综合评估胎儿情况
3. 产妇配合能力

告知
1. 呼吸放松技巧的目的和步骤
2. 操作过程的配合要点，取得合作

准备
1. 用物准备：座椅、沙发或床等
2. 环境准备：安静无打扰的舒适环境
3. 产妇准备：取得产妇配合

实施
根据产妇孕期学习呼吸放松技巧情况，选择拉玛泽呼吸法或自然呼吸放松法

观察与记录
1. 观察并记录产妇临产疼痛缓解情况
2. 记录产妇生命体征、胎心及产程进展情况

要点说明

拉玛泽呼吸法
每项运动前后均需要做廓清式呼吸；眼睛注视一个焦点，坐、躺均可，身体完全放松，用鼻子慢慢吸气至腹腔，然后用嘴像吹蜡烛一样慢慢吹出

图 30 音乐疗法

操作流程   要点说明

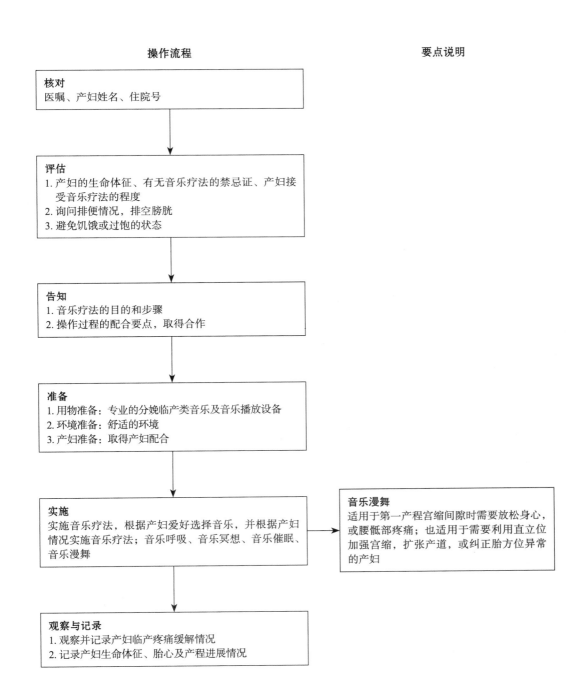

核对
医嘱、产妇姓名、住院号

评估
1. 产妇的生命体征、有无音乐疗法的禁忌证、产妇接受音乐疗法的程度
2. 询问排便情况，排空膀胱
3. 避免饥饿或过饱的状态

告知
1. 音乐疗法的目的和步骤
2. 操作过程的配合要点，取得合作

准备
1. 用物准备：专业的分娩临产类音乐及音乐播放设备
2. 环境准备：舒适的环境
3. 产妇准备：取得产妇配合

实施
实施音乐疗法，根据产妇爱好选择音乐，并根据产妇情况实施音乐疗法；音乐呼吸、音乐冥想、音乐催眠、音乐漫舞

音乐漫舞
适用于第一产程宫缩间隙时需要放松身心，或腰骶部疼痛；也适用于需要利用直立位加强宫缩，扩张产道，或纠正胎方位异常的产妇

观察与记录
1. 观察并记录产妇临产疼痛缓解情况
2. 记录产妇生命体征、胎心及产程进展情况

图 31　热敷及冷敷技术

操作流程

核对
医嘱、产妇姓名、住院号

↓

评估
1. 产妇的生命体征、有无热敷或冷敷的禁忌证、接受热敷或冷敷的程度
2. 询问排便情况，排空膀胱
3. 避免饥饿或过饱的状态

↓

告知
1. 热敷或冷敷的目的和步骤
2. 操作过程的配合要点，取得合作

↓

准备
1. 热敷用物准备：热敷用物如暖水瓶、用热米饭填充的袜子、热敷布（将毛巾浸入热水中再拧干）、黄豆袋、电热垫、暖毛毯；棉布外套；微波炉；保温物品如保鲜袋、保鲜膜；毛巾或一次性垫单
2. 冷敷用物准备：冷敷用物如冰袋、装有冰的外科手套、冷冻凝胶袋、露营用冰、装有冰的空心塑料擀面杖或瓶子、冰冻的汽水罐或蔬菜冷冻袋；固定物品如腰带；冰箱或视冷敷用物需要而定；毛巾或一次性垫单
3. 环境准备：舒适、隐私性好的环境
4. 产妇排空小便，做好准备

↓

实施
1. 热敷：①加热前检查热敷用物的完整性及安全性；②将硅胶或平整的黄豆袋、米袋等放入微波炉中，以中高档火力加热 2.5～3min，加热后取出放平、检查袋口、温度是否适宜、热力是否均匀，先在产妇肢体内侧测试温度，视情况决定是否继续加热，确保在耐受范围内；③进行热敷时，照料者应先在自己的皮肤上测试，并在产妇的皮肤和热敷或冷敷包间放置 1～2 层布料，以防止皮肤受损；④根据产妇的不同体位，将热敷用物放置于相应的部位；⑤与产妇交代热敷相关注意事项

要点说明

侧卧位时，将热敷用物放于腰间部；端坐位时，可挨着椅背，并将热敷用物放于腰骶部并固定腹带；也可以将热敷用物竖放在椅子上，让产妇跨坐于热敷用物上；询问产妇感受，感觉温度舒适后对热敷用物进行固定，并可配合按摩

2.冷敷：①检查冷敷用物的完整性，将其放置于冰箱冷藏室冷藏；取出后检查袋口，袋内物质是否分布均匀；②擦去表面水分，用毛巾或一次性垫单包裹冷敷用物；③将冷敷用物置于腰骶部或会阴部，在产妇的皮肤和冷敷包间放置1~2层布料，避免直接冷敷所致的不适或皮肤冻伤；④询问产妇感受，感觉温度舒适后对热敷用物进行固定；若为滚动式冷敷用物，可采用滚动的方式对疼痛部位进行滚动按摩；⑤与产妇交代冷敷相关注意事项

评估热敷或冷敷用物的散热情况，适时更换，热敷时间以20~30min为宜，每10~15min评估产妇热敷部位皮肤情况，若有发现皮肤潮红、疼痛时或皮肤苍白、青紫、疼痛或麻木时应停止使用；若需要反复使用，中间需间隔1h

观察与记录
1. 观察并记录产妇临产疼痛缓解情况
2. 记录产妇生命体征、胎心及产程进展情况

图 32　按摩技术

操作流程

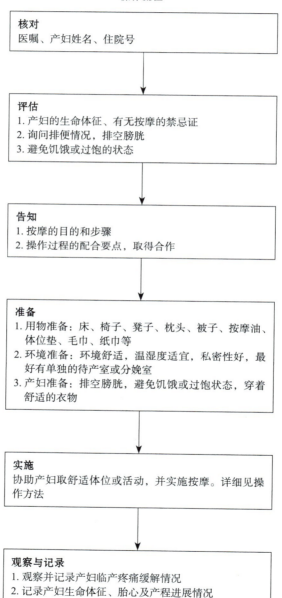

核对
医嘱、产妇姓名、住院号

评估
1. 产妇的生命体征、有无按摩的禁忌证
2. 询问排便情况，排空膀胱
3. 避免饥饿或过饱的状态

告知
1. 按摩的目的和步骤
2. 操作过程的配合要点，取得合作

准备
1. 用物准备：床、椅子、凳子、枕头、被子、按摩油、体位垫、毛巾、纸巾等
2. 环境准备：环境舒适，温湿度适宜，私密性好，最好有单独的待产室或分娩室
3. 产妇准备：排空膀胱，避免饥饿或过饱状态，穿着舒适的衣物

实施
协助产妇取舒适体位或活动，并实施按摩。详细见操作方法

观察与记录
1. 观察并记录产妇临产疼痛缓解情况
2. 记录产妇生命体征、胎心及产程进展情况

图 33　芳香疗法

操作流程　　　　　　　　　　　　　　　　要点说明

核对
医嘱、产妇姓名、住院号

↓

评估
1. 产妇的生命体征、有无芳香疗法的禁忌证、过敏史
2. 询问排便情况，排空膀胱
3. 避免饥饿或过饱的状态

↓

告知
1. 芳香疗法的目的和步骤
2. 操作过程的配合要点，取得合作

↓

准备
1. 用物准备：选择适合孕期及分娩期使用的精油：橘、玫瑰、柠檬、苦橙花、薰衣草、橄榄油、葡萄籽油等基础油。将精油用基础油稀释后配制成 1% 浓度的单方精油，配制方法：10ml 基础油加入 2 滴单方精油，使用前摇匀。其他需要使用的物品例如分娩球、大毛巾、香薰灯、软枕、椅子等
2. 环境准备：环境舒适，温湿度适宜，最好有单独的待产室或分娩室
3. 产妇准备：排空膀胱，避免饥饿或过饱状态，穿着舒适的衣物

→

1. 在调配精油时，需要戴上手套
2. 购买高质量的产品，不建议应用化学合成级别的精油
3. 设置专门的产妇区域，应用芳香疗法
4. 专业芳香治疗师或受过专业训练的助产士负责监督该治疗过程

↓

实施
1. 按摩法：在实施部位涂上已配制好的精油进行按摩
2. 吸入法：用面巾纸或手帕滴上一滴单方精油，需要时用鼻子嗅闻
3. 房间香薰法：使用香薰灯或扩香器，把 1～6 滴精油放在容器内进行香薰

↓

观察与记录
1. 观察并记录产妇疼痛缓解情况
2. 记录产妇生命体征、胎心及产程进展情况

图 34　水疗技术

<table>
<tr><td align="center">操作流程</td><td align="center">要点说明</td></tr>
</table>

核对
医嘱、产妇姓名、住院号

↓

评估
1. 产妇的生命体征、有无水疗的禁忌证
2. 询问排便情况，排空膀胱
3. 避免饥饿或过饱的状态

↓

告知
1. 水疗的目的和步骤
2. 操作过程的配合要点，取得合作

↓

准备
1. 用物准备：淋浴喷头、淋浴凳子、浴帽、一次性中单、大浴巾、小毛巾、清洁衣物、防滑鞋、卫生巾、吹风筒、温水或饮料，浴缸、一次性浴缸套
2. 环境准备：安静无打扰的舒适环境，光线充足，关闭门窗，保证私密空间，地面安全，有防滑设施，环境温度在 26～28℃，有紧急呼叫装置
3. 产妇准备：避免过饱或饥饿，排空膀胱，取舒适体位，水中浸泡者须清洁全身后再进行

↓

实施
1. 淋浴：①在宫缩间歇期协助产妇进入浴室，感受浴室温度是否适宜，根据产妇需求调节适合的室内温度；②淋浴时体位：站、坐、躺、跪、趴、蹲均可，可根据产妇需求选择淋浴凳子或沙滩椅等工具，取舒适体位，根据产妇需求调节至适宜水温（推荐 37～37.5℃）；③协助产妇戴浴帽、脱去裤子再脱上衣；④实施淋浴：第一个 5 分钟实施全身淋浴，再根据产妇的需求进行局部淋浴，以产妇感觉最舒适的方式进行淋浴；⑤根据产妇需求，淋浴过程中配合按摩，可自行局部按摩或他人按摩；⑥淋浴过程中注意观察产妇的一般情况，询问产妇自我感觉及胎动，15～30min 听 1min 胎心音、触摸宫缩 1 次，严密观察阴道分泌物、胎膜是否破裂；⑦掌握淋浴结束时机，适时结束淋浴。淋浴结束后取下浴帽，用浴巾包裹产妇，从上至下依次擦干身体，随即穿好衣物
2. 水中浸泡：①在宫缩间歇期协助产妇进入浴室，感受浴室温度是否适宜，根据产妇需求调节适合的室内温度；②为预防感染，在浴缸放水前套上一次性浴盆套，再将热水注入：根据产妇需求调节至适宜水度（推荐 37～37.5℃）；③协助产妇脱去裤子再脱上衣，戴浴帽：先进行淋浴，洗净全身；④实施水中浸泡：再次测试水温，产妇感觉适宜后协助进入浴盆中；浸泡时体位：坐、躺、跪、趴、蹲均可；⑤根据产妇需求，淋浴过程中配合按摩，可自行局部按摩或他人按摩；⑥浸泡过程中注意观察产妇的一般情况，询问产妇自我感觉及胎动，15～30min 听 1min 胎心音、触摸宫缩 1 次，严密观察阴道分泌物、胎膜是否破裂；⑦掌握水中浸泡结束时机，适时结束。水中浸泡结束后取下浴帽，用浴巾包裹产妇，从上至下依次擦干身体，随即穿好衣物

→ 操作前后均应测量生命体征、胎心监测、根据需要检查宫口扩张及胎先露下降情况，并向产妇交代淋浴和水浴后的相关注意事项

↓

观察与记录
1. 观察并记录产妇临产疼痛缓解情况
2. 记录产妇生命体征、胎心及产程进展情况

图 35 导乐术

操作流程   要点说明

核对
医嘱、产妇姓名、住院号

评估
1. 产妇的生命体征、有无导乐的禁忌证
2. 询问排便情况，排空膀胱
3. 避免饥饿或过饱的状态

告知
1. 导乐的目的和步骤
2. 操作过程的配合要点，取得合作

准备
1. 用物准备：根据具体情况准备相应的物品，例如分
   娩椅 / 凳、分娩球、瑜伽垫、冷敷 / 热敷用物、香薰
   灯、按摩器具、毛巾、精油、基础油、音乐、催眠
   相关物品等
2. 环境准备：环境安静、舒适：温湿度适宜，光线柔
   和：具备私密性、独立并能活动的空间
3. 产妇准备：避免过饱或饥饿，排空膀胱，取舒适体位

1. 与产妇及家属进行有效沟通，取得信任，
   评估其生理、心理、情感需求信息等
2. 根据需求，共同讨论拟定导乐计划
3. 根据计划有序实施具体的导乐服务，并
   及时评估产妇情况，根据实际情况调整导
   乐计划

实施
1. 第一产程
(1) 心理与情感支持：①主动向产妇及家属进行自我介
    绍，消除陌生感；介绍环境、各种导乐设施、物品
    及使用方法，使产妇尽快熟悉环境。讲解产程及各
    阶段的特点，促进产妇发挥主观能动性；②创造条
    件满足丈夫或家属的陪产需求，给予产妇持续性的
    情感支持；③鼓励并指导陪产家属给予产妇持续的
    关心、鼓励、肯定和赞扬，并指导按摩、热敷等非
    药物方法减轻产妇疼痛；④根据需要，陪同产妇散
    步、聊天、看电视、听音乐，漫舞等；⑤始终陪伴
    在产妇身边，密切关注产妇情绪变化，及时耐心解
    答产妇及家属提出的问题
(2) 满足生理需求，提高舒适度，促进产程进展：①营
    造安静舒适、灯光柔和、温湿度适宜的独立空间；
    ②根据产妇的习惯并结合实际情况、提供食物、水

或饮料；为产妇提供舒适的床、体位垫、分娩球、分娩凳、提供坐便器及洗浴等清洁设施；③指导并协助产妇更换衣服、卫生巾、排空大小便等；④鼓励并支持产妇采取自由体位，并相应地做一些促进产程进展的活动和体位，例如站立并上身向前倾屈时摇摆臀部；⑤根据产妇需要实施放松及减痛支持，例如热敷、冷敷、水疗、分娩球运动、呼吸法、冥想或催眠等（详见本书其他章节）

2. 第二产程

①营造适合产妇分娩的氛围，守护在产妇身边，提供及时的照顾、鼓励、肯定和赞扬；②鼓励产妇采取自由体位并协助其适当活动；③鼓励产妇自由用力，并给予支持和必要的帮助；协助排尿排便；关注陪产者情绪，指导其照顾和支持产妇；④根据产妇具体情况，采用呼吸法、按摩、芳香疗法、水疗、热敷或冷敷；⑤胎儿即将娩出时，做好母婴肌肤接触的准备；娩出后向产妇表示祝贺、肯定和赞美等

3. 第三产程

①守护在母婴身边，稳定产妇情绪，满足产妇的其他生理需求；②告知产妇还有胎盘娩出，过程比较短，但需要保持情绪稳定，有利于子宫收缩和胎盘的顺利娩出；③根据需要，协助产妇取舒适体位，协助母婴肌肤接触，不打断新生儿自主寻乳的过程；④陪伴在产妇身边，询问产妇感受，满足其休息、进食、饮水、与宝宝互动等需求，并指导产后饮食、休息、活动等；⑤根据产妇情况，适时并指导按摩子宫，促进产后子宫收缩，避免产后出血；⑥告知产后早期母婴肌肤接触和母乳喂养建立的意义、方法、时间和注意事项，严密观察新生儿、防止受凉、防止其从产妇身上滑落或堵住口鼻导致窒息等意外事件的发生

导乐过程中提供产妇关注的信息

1. 及时告知产程进展及胎儿情况，介绍产程中出现的情况，接触疑虑和恐惧
2. 耐心详细解答产妇及家属提出的问题
3. 协助产妇及家属与医生进行沟通，及时向医生反馈产妇的需求

观察与记录

1. 观察并记录产妇临产疼痛缓解情况
2. 记录产妇生命体征、胎心及产程进展情况

图 36　经皮电神经刺激技术

操作流程　　　　　　　　　　　　　　　　　　　要点说明

核对
医嘱、产妇姓名、住院号

评估
1. 产妇的生命体征、有无经皮电神经刺激的禁忌证
2. 询问排便情况，排空膀胱
3. 避免饥饿或过饱的状态

告知
1. 经皮电神经刺激的目的和步骤
2. 操作过程的配合要点，取得合作

准备
1. 用物准备：检查经皮电神经刺激设备性能，安装新电池或插上电源；根据部位和仪器选择适合的贴片
2. 环境准备：安静无打扰的舒适环境，光线柔和，环境安全，避免接触流动水
3. 产妇准备：避免过饱或饥饿，排空膀胱，取舒适体位

实施
1. 接通电源，连接导线：根据不同品牌的仪器选用正确的方法
2. 粘贴贴片：协助产妇取侧卧位，擦干皮肤，将贴片贴于 $T_{10} \sim L_1$（第 10 胸椎至第 1 腰椎）、$S_{2\sim4}$（第 2 至第 4 骶椎）两侧，即绕过肚脐水平绕腹与背部脊椎相交，在距该交界点左右和上下各 3cm 处各贴 1 片，或者根据不同品牌仪器要求进行粘贴，开启电源
3. 调节模式及电流：根据不同品牌仪器选择治疗模式，观察产妇疼痛耐受能力并调节电流大小
4. 放置仪器：将经皮神经电刺激设备放置妥当，整理导线，产妇随身携带
5. 交代产妇经皮神经电刺激应用相关注意事项
6. 结束使用经皮神经电刺激设备：逐渐调低电流大小，直到产妇没有麻刺感；断开经皮神经电刺激设备电源；断开连接导线；从导线上的引脚断开与电机贴片的连接；取下电极贴片；评估并清洁皮肤

结束的时机
腹痛（非宫缩疼痛）、异常阴道流血、晕厥、头晕、头痛、呼吸困难、心悸、麻痹、胎儿情况异常、皮肤疼痛等

观察与记录
1. 观察并记录产妇疼痛缓解情况
2. 记录产妇生命体征、胎心及产程进展情况

图 37 阴部神经阻滞术

操作流程 | 要点说明

核对
医嘱、产妇姓名、住院号

评估
1. 产妇的生命体征、有无阴部神经阻滞术的禁忌证
2. 询问排便情况，排空膀胱
3. 避免饥饿或过饱的状态

告知
1. 阴部神经阻滞术的目的和步骤
2. 操作过程的配合要点，取得合作

准备
1. 用物准备：20ml 注射器、2% 利多卡因 10ml、0.9% 生理盐水 10ml、无菌手套、无菌操作台
2. 环境准备：安静无打扰的舒适环境，光线充足，关闭门窗，保证私密空间，环境温度在 26~28℃
3. 产妇准备：说明阴部神经阻滞术的作用并取得产妇的配合，避免产妇情绪激动、取平卧位

实施
1. 铺好无菌操作台、于外科洗手后，戴无菌手套
2. 取 20ml 注射器抽取 2% 利多卡因 10ml 与 0.9% 生理盐水 10ml 按 1 : 1 配制，连接穿刺针，排空注射器内的空气
3. 一手食指、中指深入阴道，触及坐骨棘作为指示点，另一手持注射器，取肛门至坐骨结节的连线中点进针，朝向坐骨棘方向穿刺至坐骨棘内侧，回抽无血后，在阴部神经结周围注入 10ml 麻醉药，然后一边退针一边继续注入剩余的麻醉药
4. 阴道神经阻滞术后常联合使用会阴局部浸润麻醉，一手食指和中指持续深入阴道，另一手持注射器，退针至接近出针前，在拟切开部位或裂开的伤口周围扇形注入麻醉药，以浸润皮内、皮下及阴道前庭黏膜下组织
5. 交代产妇阴部神经阻滞应用相关注意事项

> 在无宫缩、产妇未向下用力时进行操作，操作过程中，注意针刺伤

观察与记录
1. 观察并记录产妇疼痛缓解情况
2. 记录产妇生命体征、胎心及产程进展情况

图 38　椎管内镇痛

操作流程

核对
医嘱、产妇姓名、住院号

↓

评估
1. 产妇的生命体征、有无椎管内镇痛的禁忌证
2. 询问排便情况，排空膀胱
3. 避免饥饿或过饱的状态

↓

告知
1. 椎管内镇痛的目的和步骤
2. 操作过程的配合要点，签署麻醉药物同意书

↓

准备
1. 用物准备：无菌手套、皮肤消毒液、产妇静脉滴注术前药物、椎管内镇痛相关物品
2. 环境准备：安静无打扰的舒适环境，环境消毒达到要求，光线充足，保证私密空间，环境温度在26～28℃
3. 产妇准备：说明椎管内镇痛的作用并取得产妇的配合，按照麻醉师要求，协助产妇摆体位

↓

实施
1. 知情同意：产科医生、麻醉师及助产士评估产妇及胎儿宫内情况是否适合进行椎管内镇痛，充分告知椎管内镇痛的利弊，取得产妇知情同意，并与麻醉师签署知情同意书及麻醉药物使用同意书等。知情同意应包括讨论临产镇痛可用方案及剖宫产麻醉的风险和益处，以及有关麻醉科医师在管理产科紧急事件中的作用的信息
2. 建立静脉通道：遵医嘱静脉输入药物，根据医嘱调整补液速度
3. 物品核查：确保抢救气道设备和复苏药物随时可用，椎管内麻醉所需物品
4. 检测仪器：按照产科、护理和医疗机构政策的指示，使用母体检测仪（即血压袖带和脉搏血氧仪）和胎心检测仪

要点说明

启动椎管内镇痛，使用脉搏血氧仪持续监测母体的血氧饱和度和心率，应每5min监测1次血压并至少持续15～20min，或者直至患者的血流动力学稳定。至少应在启动椎管内镇痛前后，根据医疗机构规程监测胎心率

5. 暂停确认：执行术前"暂停确认（time-out）"程序，包括患者身份、确认操作正确、核实知情同意、核查凝血状态和或血栓预防治疗的给药剂量和时间。产科医生、麻醉师及助产士再次评估产妇及胎儿宫内情况

6. 协助产妇摆体位，最佳的体位对椎管内操作的成功至关重要，采用坐位和侧卧位均有效，临床上采用侧卧位

7. 无菌术：椎管内麻醉必须采用严格的无菌技术进行，具体可参考腰麻技术

8. 椎管内临产镇痛期间的监测在启动和维持椎管内临产镇痛的过程中，应严密监测产妇和胎儿情况

9. 交代椎管内镇痛后的相关注意事项，评估产妇活动能力，注意防跌倒

10. 误吸预防：临产期间经口摄食仅限于流质，主要是为了减少剖宫产时需要全身麻醉情况下的误吸风险

11. 椎管内镇痛结束，麻醉师拔除管道，消毒穿刺点，交代术后观察要点

椎管内临产镇痛维持期间，每 30min 测量 1 次母体血压，若发现低血压或出现 Ⅱ 类及 Ⅲ 类胎心监护图形，应更频繁地监测母体血压。医生应根据 ACOG 和医疗机构的规程监测胎心率。根据需要，应每隔一定时间评估疼痛控制、运动功能和感觉水平，以确保阻滞程度合适，每 1～2h 评估患者的生命征和疼痛，以及胎心率

观察与记录
1. 动态评估镇痛效果，并记录产妇疼痛缓解情况
2. 记录产妇生命体征、胎心及产程进展情况

图 39　胎位评估技术

<table>
<tr><td align="center">操作流程</td><td align="center">要点说明</td></tr>
</table>

核对
医嘱、产妇姓名、住院号

↓

评估
了解产妇一般资料、既往病史、个人史、生育史等；了解产妇产检情况，有无合并症或并发症、辅助检查结果等；若进入产程需了解产程进展情况

↓

告知
1. 胎位评估的目的和步骤
2. 操作过程的配合要点，取得合作

↓

准备
多普勒听诊器、B超仪器、耦合剂、无菌手套、消毒液、大棉签

↓

实施
1. 了解临床表现及主诉：宫缩情况、宫口扩张及先露下降及产程的进展情况
2. 腹部视诊及触诊：四步触诊胎产式、胎先露、胎方位及胎先露是否衔接
(1) 第一步：检查者两手置于子宫底部，了解子宫外形并手测宫底高度
(2) 第二步：检查者两手分别置于腹部左右侧，一手固定，另一手轻轻深按进行检查，两手交替，一侧较为平坦，大概率为胎背，而另一侧不规则的大概率为胎儿肢体
(3) 第三步：检查者右手拇指与其余4指分开，置于耻骨联合上方，握住胎先露部，进一步查清是胎头或胎臀，左右推动以确定是否衔接
(4) 第四步：检查者左右手分别置于胎先露部的两侧，沿骨盆入口方向往下深压，进一步核查胎先露部的诊断是否正确，并确定胎先露部入盆程度
3. 听诊　胎心音在胎背上方的孕妇腹壁上听得最清楚
4. 阴道检查　探查先露部类型、胎方位
5. B型超声检查　根据胎儿小脑、眼眶方位、脊柱位置、孕妇骨盆位置与大脑中线的位置关系对胎方位做出综合判断

↓

观察与记录
记录胎产式、先露部类型、胎先露位置和胎方位等，并持续跟进，观察是否出现异常或异常经处理后是否纠正

---

1. 阴道指检需完全凭借助产士或产科医生的工作经验，因受胎先露位置过高、胎头变形、产瘤及个人主观因素等影响，不同医护人员在同一时间对同一孕妇的检查结果可能存在明显差异。阴道指检具有高度不准确性，而超声检查能大幅度提高测量的准确性，但均依赖操作人员的临床经验
2. 在临产前避免不必要的阴道检查，一般只需判断胎产式、先露类型即可。于活跃期后或产程进展异常时往往需判断胎方位
3. 可结合多种方式评估，但不是每一种方法都必须使用

图 40   最佳入盆胎位促进技术

操作流程

要点说明

核对
医嘱、产妇姓名、住院号

评估
1. 孕妇的孕产史及本次妊娠情况，包括孕周、妊娠合并症和并发症、胎心监护等
2. 判断胎位，通过视诊、听诊、触诊以及 B 超检查等判断胎方位
3. 一般情况，上一次进食时间和种类，避免饥饿或过饱；排便情况；活动情况：双下肢是否存在疼痛或手术史，是否存在双下肢酸软无力

告知
1. 最佳入盆胎位促进技术的目的和步骤
2. 操作过程的配合要点，取得合作

准备
多普勒听诊器、耦合剂、分娩球、椅子（有靠背，可反向跨坐）、软垫

实施
1. 坐式前倾位训练：孕妇在椅子反坐，头及上身前倾靠在椅子靠背上，膝盖低于臀部。可以在日常生活中看电视、使用手机时多采用
2. 跪式前倾位体位训练：选择合适的分娩球（直径 ≈ 0.4 × 身高），并将分娩球放于防滑垫上。孕妇双膝跪在软枕或细沙垫上，头部、肩部及大部分胸部伏在分娩球上，孕妇肩部及臀部基本保持在同一水平，然后利用分娩球进行身体左右、前后摇摆或利用分娩球做旋转运动。每日早晚各 1 次，每组 30s，休息 1min 后进行下次动作，每次约 30min

1. 孕晚期产妇要避免长时间仰卧位和半卧位
2. 注意告知孕妇在训练时，若遇宫缩频繁、胎动异常、阴道流血流液、肌肉疼痛等身体不适时及时停止训练，必要时前往医院检查

观察与记录
观察孕妇是否有出现宫缩频繁、胎动异常、阴道流血流液、肌肉疼痛等身体不适。记录胎产式、先露部类型、胎方位等，并持续跟进，观察是否出现异常或异常经处理后是否纠正

图 41　横位、臀位体位纠正

操作流程

核对
医嘱、产妇姓名、住院号

↓

评估
1. 孕妇的孕产史及本次妊娠情况，包括孕周、妊娠合并症和并发症、胎心监护等。
2. 判断胎位，通过视诊、听诊、触诊以及 B 超检查等判断胎方位
3. 一般情况，上一次进食时间和种类，避免饥饿活过饱；排便情况；活动情况：双下肢是否存在疼痛或手术史，是否使用药物缓解疼痛，是否存在双下肢酸软无力

↓

告知
1. 横位、臀位体位纠正的目的和步骤
2. 操作过程的配合要点，取得合作

↓

准备
多普勒听诊器、耦合剂、分娩球、桌子、软垫

↓

实施
1. 膝胸卧位法：孕妇排空膀胱，于床上采跪姿，两小腿平放于床上，稍微分开，两大腿保持与床面垂直，胸腔贴于或尽量贴于床面上，维持腹部悬空状态，臀部抬起，头偏向一侧，两臂屈肘，放在头部两侧，15～20 分 / 次，2 次 / 天，1 周后复查 B 超。①联合分娩球法。②联合呼吸调节
2. 抬臀法：嘱取平卧于硬板床上，两腿自然下垂，臀部垫高 20cm，腰臀与床平面形成 30°～40°，外展大腿，双手自然放在胸前。15～20m 分 / 次，2 次 / 天，1 周后复查 B 超
3. 偏向转圈法：依据左骶前（LSA）和右骶前（RSA）的不同，指导孕妇朝一个方向转圈散步。因为朝一个方向转圈时产生的向心力、离心力、惯性改变了胎儿重力，有助于矫正胎位。当胎位为 LSA 时，此时应逆时针方向转圈散步；胎位是 RSA 时，则要顺时针方向转圈散步

↓

观察与记录
观察孕妇是否有出现宫缩频繁、胎动异常、阴道流血流液、肌肉疼痛等身体不适。记录胎产式、先露部类型、胎方位等，并持续跟进，观察是否出现异常或异常经处理后是否纠正

要点说明

1. 妊娠晚期孕妇的膈肌升高，心脏、肺脏也随之上移等，孕妇易出现呼吸急促、心跳加快、血压升高等表现，部分孕妇行胸膝卧位姿势易导致头晕头痛、眼睛发胀、心悸气促等各种不适而难以坚持
2. 抬臀法容易掌握，同时也避免和减少了孕妇因膝胸卧位头部充血增加产生头晕等不适反应
3. 注意告知孕妇在训练时，若遇宫缩频繁、胎动异常、阴道流血流液、肌肉疼痛等身体不适时及时停止训练，必要时前往医院检查

图 42 自由体位待产技术

操作流程 要点说明

核对
医嘱、产妇姓名、住院号

评估
1. 询问并查阅产前记录，了解产妇个人资料，包括年龄、身高、体重、营养状况、既往史等。询问产妇本次妊娠经过，包括预产期、产前检查、实验室检查结果以及特殊检查项目及其结果，有无腹痛、阴道流血或液体流出等情况
2. 产妇身心情况：产妇的体力、肌力情况，疼痛部位、性质、评分等，产妇心理状态以及对分娩的认知
3. 产程进展情况：产妇的宫缩、胎心、宫颈管消退、宫口开大、胎头下降程度、有无宫颈水肿、产程时长等
4. 支持系统：是否有家属陪产，家属对分娩照护的认知和态度；助产士人力资源情况；支撑自由体位的设备等

告知
1. 告知待产中自由体位不同体位的优点和注意事项
2. 操作过程的配合要点，取得合作

准备
可调整的待产床；不同型号的分娩球、花生球、苹果球等；分娩凳、矮凳（也可利用马桶）等；悬吊绳；软垫

实施
1. 仰卧位
(1) 常规平卧位：产妇仰面平躺于床上，双腿可伸直或屈曲
(2) 仰卧位膀胱截石位：产妇仰面平躺于床上，双腿外展，踩在脚踏上
(3) 夸张截石位：产妇仰面平躺于床上，双腿外展，将双膝尽力拉向腹部的方向
2. 侧卧位
(1) 常规侧卧位：产妇侧卧于床上，双臀和膝盖放松，可于腹部下方、两腿间或两脚踝间可放一个枕头、软垫或花生球以改变骨盆径线以及增进舒适度
(2) 侧卧位弓箭步：产妇侧卧位基础上，下方的腿尽量可能伸直。上方的腿弯曲，放于支架支撑上或陪伴者的胯部，或由陪伴者协助其上方的腿屈曲抬高。若于第一产程初期时，上面屈曲的腿膝盖尽量不超过髋部。若于宫口近全或第二产程用力时，可使产妇胯部和膝盖保持在更弯曲的位置，膝盖可超过髋部

1. 常规平卧位常用于第一产程药物性分娩镇痛初期以及催引产初期
2. 仰卧位膀胱截石位适用于产科操作时，分娩时有利于助产士更好地保护会阴
3. 夸张截石位（McRoberts体位）尤其适用于怀疑肩难产时。该体位会在一定程度上增加产妇对于下腔静脉及腹主动脉的压迫，减少胎盘的血供。产妇容易疲劳，体力不支时还需助产士及家属辅助维持。通常只用于第二产程发生难产时

操作流程	要点说明

操作流程

(3) 侧俯卧位：在侧卧位的基础上，贴床的肩部和髋部进一步往身后方向挪动，使身体接近俯趴状态，膝盖下方可放一个枕头或软垫，下方下肢自然伸直，上方下肢屈曲

3. 站立位

(1) 站位：产妇可以站立，身边需有可扶靠的墙、支撑物或陪伴者

(2) 不对称站立位或弓箭步站立位：产妇站着，一只脚抬高踩于凳上或床上，与另一只脚不在同一水平面上，可以膝关节为支点，前后左右摇摆骨盆。若为枕后位，一般将胎儿枕部一方的腿抬高

(3) 前倾站立位：产妇站着，身体前倾，趴在陪伴者身上、墙上、床上/桌上的分娩球，可结合漫舞或骨盆摇摆动作

4. 坐位

(1) 坐位：产妇上身直立坐于床、分娩球、椅子或分娩凳上，膝盖略低于臀部，双脚有支撑。若坐于分娩球可进行骨盆前后、左右、绕圈摇摆

(2) 半坐卧位：产妇坐于床上摇高床头或坐于椅子上靠背，床头或椅背与平面的角度＞45°，陪伴者可在产妇背后提供拥抱和依靠

(3) 不对称坐位：产妇坐于床上摇高床头或坐于椅子上靠背，一只脚抬高踩于矮凳上或床上。若为枕后位，一般将胎儿枕部一方的腿抬高

5. 蹲位

(1) 完全蹲位/低蹲位：产妇双手抓住床尾或其他支撑物/悬吊绳等、陪伴者双腿或双手支撑于产妇腋下，屈膝屈髋，臀部低于膝部。另外，也可以陪伴者坐在椅子上，产妇面向陪伴者跨坐在其大腿上相互拥抱。宫缩时，陪伴者分开大腿使产妇屁股下沉腿间。另一个人站在陪伴者身后，以足够力量抓住产妇腕关节。宫缩间歇期，陪伴者将腿合在一起，使产妇坐在上面稍作休息

(2) 半蹲位：产妇双手紧握支撑物或分娩绳，降低身体，微微屈膝，髋部向后，即为半蹲位

6. 跪位

(1) 前倾跪位：产妇双膝跪在地板或床上，前倾趴在分娩球、椅座或其他支撑物上，可进行骨盆摇摆

(2) 手膝位：产妇双膝着地（戴上护膝或膝盖下放垫子），身体向前倾，双手掌、双拳或双肘着地支撑

① 开放式膝胸卧位：胸部紧贴地板，臀部自然抬高，双大腿向后使之与躯干形成的夹角即臀角大于90°

② 闭合式膝胸卧位：胸部尽量放低，双膝在腹部下方外展打开，双大腿与躯干形成的夹角即臀角小于90°

观察与记录

观察产妇是否疼痛缓解、有无宫缩胎心异常。记录胎产式、先露部类型、胎方位等，并持续跟进，观察是否出现异常或异常经处理后是否纠正

要点说明

1. 侧卧位适用于产妇疲劳、使用药物性分娩镇痛时；降低了子宫对下腔静脉和腹主动脉的压迫，预防仰卧位低血压；胎心出现减速时，改善氧供；避免对骶骨的压力，有利于骶骨向骨盆后方移位；持续枕后位或枕横位时，可利用重力促使胎头转向枕前位；产道平面与胎儿重力方向垂直，胎头对宫颈和会阴的压迫作用减弱，减少撕裂，适用于产程过快时

2. 站位、坐位和蹲位等直立体位适用于产妇骶尾部疼痛，希望陪伴者按摩腰背部或热敷腰背部时；宫缩间隔时间长、宫缩较弱或产程进展缓慢时，可利用重力作用，使胎头压迫宫颈；胎方位异常时；需要进行骨盆摇摆时；避免对骶骨的压力，有利于骶骨向骨盆后方移位，增加胎儿的活动空间。但大部分直立体位对产妇要求体力高，较难坚持，同时对助产士的要求也较高

3. 半坐卧位特别适用于产妇疲劳以及药物镇痛时，对产妇体力要求不高，有利于胎头入盆及下降

---

1. 开放式膝胸卧位使骨盆出口高于入口，有利于重力作用使尚未衔接的OP位胎头退出骨盆转成OA位后重新入盆。闭合式膝胸卧位骨盆入口高于出口，不利于胎头退出骨盆

2. 母婴安全是产科服务的核心。自由体位选择的主体是产妇，产妇掌握体位选择的主动权，助产服务应尊重产妇的意愿

3. 体位种类繁多，不限于以上几种，可结合前倾、摇摆、不对称等因素以及不同的支撑辅具。并没有最优的体位可用于任何情况，需综合考虑产妇意愿、母胎情况、产程进展以及产科人力设备情况等，选取合适的体位

4. 长时间保持一个体位未必能达到效果，频繁变换体位（每个体位约15～30min），配合强而有力的宫缩，可使胎头与母体骨盆的适应性达到最优

5. 有下列情况一不适合自由活动体位：①胎膜已破且胎头高浮者（如破水后为初产头浮或臀位应卧床，警惕脐带脱垂）；②并发重度妊娠期高血压疾病者；③有异常出血者；④妊娠合并心脏病者；⑤臀位、横位已出现分娩先兆者

图 43 持续性枕横位及枕后位的体位纠正技术

操作流程   **要点说明**

核对
医嘱、产妇姓名、住院号

↓

评估
1. 临床表现：临产后胎头枕后位衔接影响胎头俯屈及下降，宫颈不能有效扩张，出现低张性宫缩乏力。产妇感觉肛门坠胀及排便感，宫口尚未开全便过早屏气用力。胎头下降延缓或停滞，产程延长，产妇多为疲劳状态。在阴道口见到胎发，多次宫缩时屏气胎头不继续下降，应考虑持续性枕后位可能
2. 腹部检查：胎背偏向母体后方或侧方，前腹壁触及胎儿肢体，且在胎儿肢体侧容易听及胎心
3. 阴道检查：持续性枕后位可触及前囟位于产妇骨盆前方，后囟位于产妇骨盆后方。持续性枕横位时矢状缝与骨盆横径一致，前后囟分别位于骨盆两侧后方，因胎头俯屈差，前囟常低于后囟。若宫口开全，因胎头产瘤触不清颅缝及囟门时，可借助胎儿耳郭及耳屏位置判定胎方位
4. B型超声检查：B型超声探测胎头枕部及眼眶方位即可明确诊断

↓

告知
1. 持续性枕横位及枕后位的体位纠正的目的和步骤
2. 操作过程的配合要点，取得合作

↓

准备
多普勒听诊器、耦合剂、分娩球、桌子、软垫

↓

实施
1. 卧位
(1) 侧卧位：限制卧床或者疲劳的产妇可以采用侧卧位，如果产妇为枕后位（枕横位），应采用胎儿枕骨同侧侧卧位，对侧侧俯卧位。如左枕后位，产妇可以采用左侧卧位或者右侧侧俯卧位
(2) 夸张式膀胱截石位：不宜下床的产妇，第二产程时也可以指导产妇配合宫缩、屈髋加腹压用力，以此减小骨盆倾斜度、增加胎轴压
2. 前倾直立体位：产妇可以采用前倾状态下的跪位、坐位或者站位。前倾体位可借由伴侣（或导乐）、分娩球、悬吊绳和床栏等实现

↓

观察与记录
观察产妇是否有出现宫缩异常或胎心异常，疼痛是否缓解。记录胎产式、先露部类型、胎方位等，并持续跟进，观察胎位异常经处理后是否纠正

1. 如果胎方位不确定时，可以选择左右两边交替
2. 在跪位、站位的体位基础上，加上不对称体位的元素，胎儿更容易旋转。如确认胎方位为枕后位，应抬起胎儿枕骨一侧的腿，增宽这一侧的骨盆空间。如果胎位方向不确定，可以交替抬腿（数次宫缩交换1次）。此外，在前倾直立体位的基础上，加上骨盆的摇摆，可以促进胎头的旋转
3. 体位改变时要及时听诊胎心，有的体位不方便行胎心监测，应注意间断听诊
4. 除了根据骨盆动态变化原理进行姿势选择之外，也要充分考虑产妇的状态以及舒适度，充分利用软垫、软枕等工具，同时注意产妇的能量补充
5. 枕后位以及枕横位的产妇往往骶尾部疼痛，应注意结合按摩、穴位注射、热敷等方法缓解产妇腰骶部不适
6. 体位管理应配合强有力的宫缩才能达到效果。宫缩乏力时，可静脉滴注缩宫素；若经过上述处理效果不佳或试产过程中出现胎儿窘迫，应行剖宫产术

图 44 自由体位接产技术

操作流程   要点说明

核对
医嘱、产妇姓名、住院号

评估
1. 询问并查阅产妇一般资料及本次妊娠情况，包括年龄、身高、体重、营养状况、既往史等。询问产妇本次妊娠经过，包括产前检查、实验室检查结果以及特殊检查项目及其结果等
2. 产妇身心情况：产妇的体力、肌力情况，疼痛部位、性质、评分等，产妇心理状态以及对分娩的认知
3. 产程进展情况：宫缩、胎心、胎方位、宫口开大、胎头下降程度、有无宫颈水肿、产程时长等
4. 支持系统：是否有家属陪产，家属对分娩照护的认知和态度；助产士人力资源情况；支撑自由体位的设备等

告知
1. 自由体位接产的优点和注意事项
2. 操作过程的配合要点，取得合作

准备
1. 用物准备：可调整的待产床、不同型号的分娩球、分娩凳、矮凳（也可利用马桶）、悬吊绳、软垫等；接产器械、辅料包、带有秒针的时钟；新生儿辐射台提前预热（32～34℃）；检查复苏气囊、面罩、吸引及吸氧装置，均处于功能状态
2. 环境准备：调节并保持产房温度在 25～28℃
3. 人员准备：包括助产人员、家属，需保证产妇适用体位的安全性，必要时产科医生、新生儿医生需到场

实施
1. **体位选择**
(1) 半卧屈膝位：产妇臀部及膝盖屈曲，仰卧在产床上，可床头略升起（上身抬起角度＜45°），产妇用双手抱大腿腘窝、膝盖或抓住手杆，宫缩时配合用力
(2) 侧卧位：产妇侧卧，双手握住产床扶手，屈曲双腿，上方的脚着力于脚架处，指导产妇屏气用力

1. 优点是有利于观察产程进展，监测宫缩与胎心，可充分暴露会阴，有利于保护会阴及产妇使用腹压，方便经阴道助产手术的操作，且新生儿处理较为便利。但可能会压迫盆腔血管，影响胎盘血供，增加胎儿窘迫发生机会。屈膝半卧位时与生理性使用腹压姿势相悖，失去了胎儿的重力加速产程的作用导致产程延长；骨盆可塑性受限，骨盆径线缩小等缺点

(3) 站立位：产妇面对分娩床站立在地面上，双脚分开，双手握住把手，宫缩时双膝微屈使用腹压，间歇期坐在椅子上休息

(4) 蹲位：产妇可取地面或产床上实施。双脚平放于平面上，双手拉住床栏等支撑物，助手在一边协助，宫缩时指导产妇下蹲使用腹压，间歇期坐在椅子上，或坐在地面会阴垫上休息

(5) 坐位：产妇坐于分娩床或分娩凳上，双手握床把或分娩凳拉手，双脚着力于产床脚架处或地面

(6) 跪位：产妇双膝跪在床上或有软垫的地面，也可以身体前倾趴在陪伴人员膝上或其他支撑物上，两腿分开，向下用力。此体位适宜胎头位置较高、侧卧位或仰卧位发生胎儿窘迫、枕后位、产妇骶部疼痛等

2. 接产时机：初产妇胎头拨露约 5cm×6cm，经产妇见胎发。侧卧位时可略晚，直立位分娩建议提前准备

3. 消毒铺巾：产妇取舒适体位后消毒铺巾，在助产士双手可触及的地方予方巾覆盖，密切关注胎头下降情况，指导产妇均匀用力

4. 接产：协助产妇采用合适的分娩体位，用手掌轻轻地扶持胎头，手掌着力均匀面积大，特别是直立位对新生儿更安全。单手控制胎头娩出速度，无协助胎头俯屈的动作，不干预胎头娩出的方向和角度，尽可能地顺其自然。胎头双顶径娩出时，不刻意协助胎头仰伸，指导产妇均匀用力，宫缩间歇期缓缓按顺序娩出额、鼻、口、颏，胎头完全娩出后，不常规清理口鼻黏液，不急于娩肩，下一次宫缩间歇期缓缓娩出双肩，胎体顺势娩出，初步评估新生儿后行晚断脐、置于产妇胸前行早接触、早吸吮、早开奶

5. 胎盘娩出后协助产妇转回平卧位，重新消毒会阴，更换无菌手套，检查会阴软产道裂伤情况，必要时止血缝合

2. 侧卧位适用于产程进展过快、有急产倾向、子宫收缩较强和胎儿较小的产妇，为避免产程进展过快所致的产道损伤。另外，使用椎管内麻醉镇痛，第二产程痔疮痛，胎心减速，髋部外展有困难的产妇，或产妇感觉舒服自愿选择

3. 直立体位（站立位、坐位、跪位、蹲位）适用于产程进展缓慢、胎位异常、宫缩乏力、产妇骶部疼痛等情况。更充分地利用重力作用，增大骨盆出口径线，加快胎头下降速度，从而缩短第二产程。缺点是分娩时间过长可能引起会阴部水肿，若胎头娩出过快，易造成新生儿颅内出血及产妇严重的会阴裂伤；同时也为助产士保护会阴处理新生儿增加了难度

4. 蹲位分娩时，一两次宫缩后必须让产妇站立或伸直双腿休息一会儿，避免发生神经性麻木

5. 跪位分娩时，产妇膝盖受压，不能长久支撑，产妇易感疲惫，可在手膝处给予软垫支撑

6. 以安全为中心，综合评估，不盲目开展自由体位接产

7. 助产士与产妇及陪伴人员做充分的沟通，提供信息支持。告知孕妇第二产程可自由体位以及不同体位的作用及风险。指导孕妇第二产程中如何呼吸、用力等

8. 注意个体化指导。目前研究并未发现哪种体位最佳，应当根据孕妇的当时情况及喜好选择

观察与记录

观察产妇是否可以耐受自由体位、是否出现胎心异常；产后产妇的会阴裂伤、产后出血情况及新生儿 Apgar 评分。记录分娩体位、分娩结局等

图 45 宫缩评估技术

操作流程

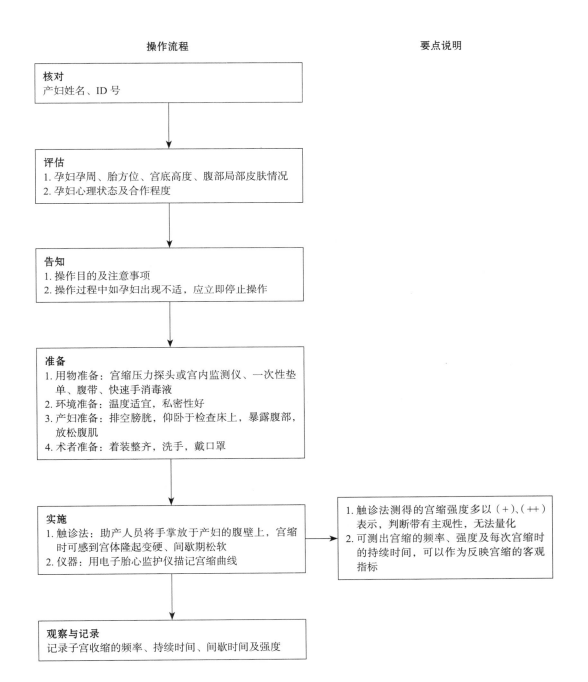

核对
产妇姓名、ID 号

评估
1. 孕妇孕周、胎方位、宫底高度、腹部局部皮肤情况
2. 孕妇心理状态及合作程度

告知
1. 操作目的及注意事项
2. 操作过程中如孕妇出现不适，应立即停止操作

准备
1. 用物准备：宫缩压力探头或宫内监测仪、一次性垫单、腹带、快速手消毒液
2. 环境准备：温度适宜，私密性好
3. 产妇准备：排空膀胱，仰卧于检查床上，暴露腹部，放松腹肌
4. 术者准备：着装整齐，洗手，戴口罩

实施
1. 触诊法：助产人员将手掌放于产妇的腹壁上，宫缩时可感到宫体隆起变硬、间歇期松软
2. 仪器：用电子胎心监护仪描记宫缩曲线

观察与记录
记录子宫收缩的频率、持续时间、间歇时间及强度

要点说明

1. 触诊法测得的宫缩强度多以（＋）、（＋＋）表示，判断带有主观性，无法量化
2. 可测出宫缩的频率、强度及每次宫缩时的持续时间，可以作为反映宫缩的客观指标

图 46　宫颈成熟度评分技术

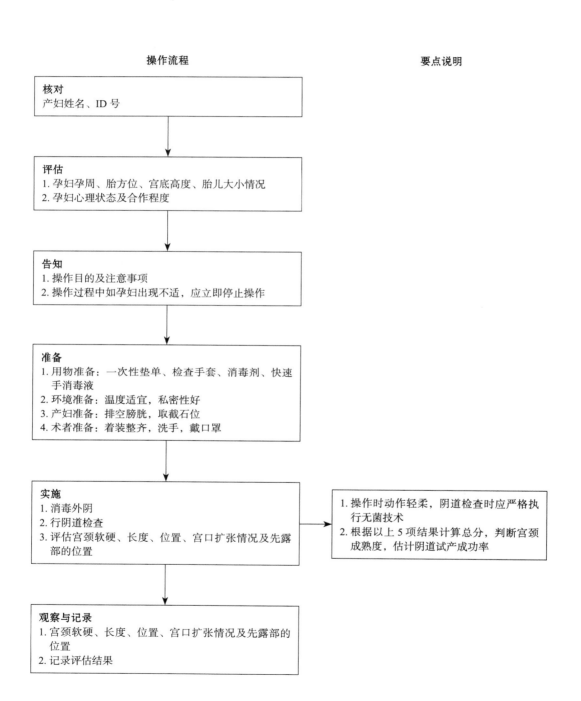

操作流程

核对
产妇姓名、ID 号

评估
1. 孕妇孕周、胎方位、宫底高度、胎儿大小情况
2. 孕妇心理状态及合作程度

告知
1. 操作目的及注意事项
2. 操作过程中如孕妇出现不适，应立即停止操作

准备
1. 用物准备：一次性垫单、检查手套、消毒剂、快速手消毒液
2. 环境准备：温度适宜，私密性好
3. 产妇准备：排空膀胱，取截石位
4. 术者准备：着装整齐，洗手，戴口罩

实施
1. 消毒外阴
2. 行阴道检查
3. 评估宫颈软硬、长度、位置、宫口扩张情况及先露部的位置

要点说明

1. 操作时动作轻柔，阴道检查时应严格执行无菌技术
2. 根据以上 5 项结果计算总分，判断宫颈成熟度，估计阴道试产成功率

观察与记录
1. 宫颈软硬、长度、位置、宫口扩张情况及先露部的位置
2. 记录评估结果

图 47　产时出入量评估技术

操作流程　　　　　　　　　　　　　　　要点说明

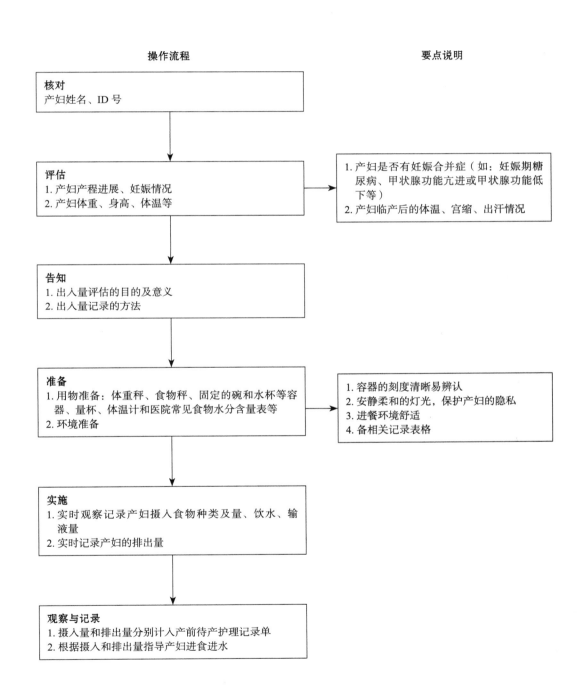

核对
产妇姓名、ID 号

评估
1. 产妇产程进展、妊娠情况
2. 产妇体重、身高、体温等

1. 产妇是否有妊娠合并症（如：妊娠期糖尿病、甲状腺功能亢进或甲状腺功能低下等）
2. 产妇临产后的体温、宫缩、出汗情况

告知
1. 出入量评估的目的及意义
2. 出入量记录的方法

准备
1. 用物准备：体重秤、食物秤、固定的碗和水杯等容器、量杯、体温计和医院常见食物水分含量表等
2. 环境准备

1. 容器的刻度清晰易辨认
2. 安静柔和的灯光，保护产妇的隐私
3. 进餐环境舒适
4. 备相关记录表格

实施
1. 实时观察记录产妇摄入食物种类及量、饮水、输液量
2. 实时记录产妇的排出量

观察与记录
1. 摄入量和排出量分别计入产前待产护理记录单
2. 根据摄入和排出量指导产妇进食进水

图48 精神心理评估技术

操作流程   要点说明

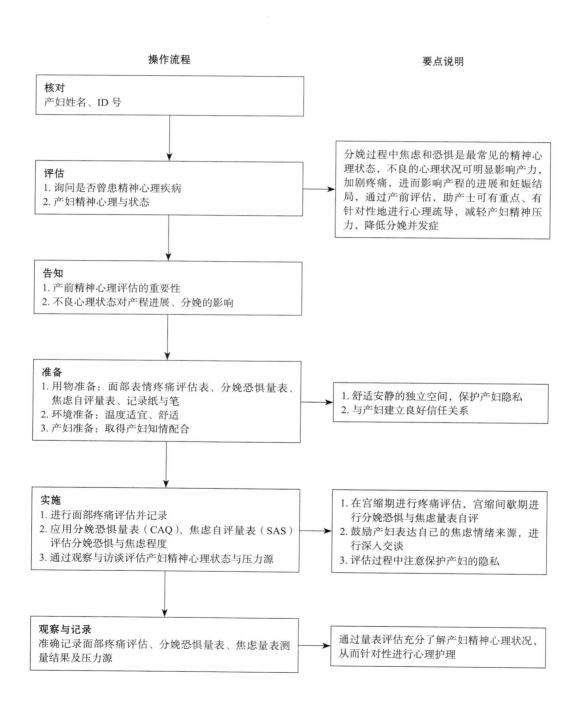

核对
产妇姓名、ID 号

评估
1. 询问是否曾患精神心理疾病
2. 产妇精神心理与状态

> 分娩过程中焦虑和恐惧是最常见的精神心理状态，不良的心理状况可明显影响产力，加剧疼痛，进而影响产程的进展和妊娠结局，通过产前评估，助产士可有重点、有针对性地进行心理疏导，减轻产妇精神压力，降低分娩并发症

告知
1. 产前精神心理评估的重要性
2. 不良心理状态对产程进展、分娩的影响

准备
1. 用物准备：面部表情疼痛评估表、分娩恐惧量表、焦虑自评量表、记录纸与笔
2. 环境准备：温度适宜、舒适
3. 产妇准备：取得产妇知情配合

> 1. 舒适安静的独立空间，保护产妇隐私
> 2. 与产妇建立良好信任关系

实施
1. 进行面部疼痛评估并记录
2. 应用分娩恐惧量表（CAQ）、焦虑自评量表（SAS）评估分娩恐惧与焦虑程度
3. 通过观察与访谈评估产妇精神心理状态与压力源

> 1. 在宫缩期进行疼痛评估，宫缩间歇期进行分娩恐惧与焦虑量表自评
> 2. 鼓励产妇表达自己的焦虑情绪来源，进行深入交谈
> 3. 评估过程中注意保护产妇的隐私

观察与记录
准确记录面部疼痛评估、分娩恐惧量表、焦虑量表测量结果及压力源

> 通过量表评估充分了解产妇精神心理状况，从而针对性进行心理护理

图 49　胎儿体重评估技术

操作流程　　　　　　　　　　　　　　　　　　　　　　　要点说明

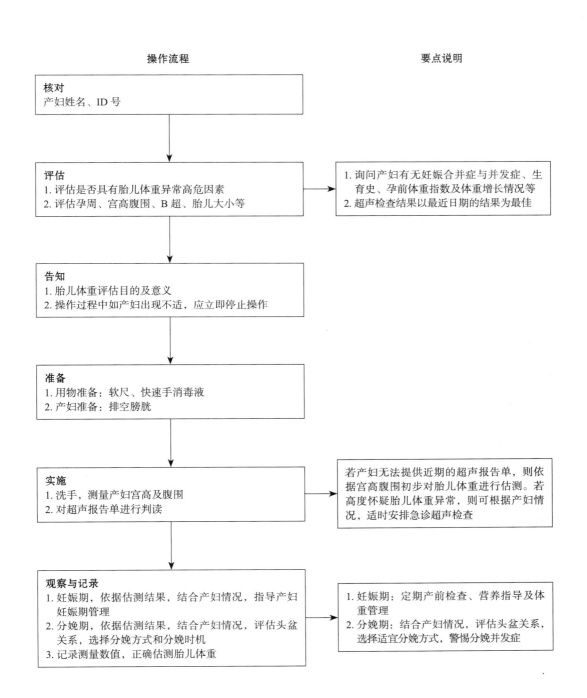

核对
产妇姓名、ID 号

评估
1. 评估是否具有胎儿体重异常高危因素
2. 评估孕周、宫高腹围、B 超、胎儿大小等

1. 询问产妇有无妊娠合并症与并发症、生育史、孕前体重指数及体重增长情况等
2. 超声检查结果以最近日期的结果为最佳

告知
1. 胎儿体重评估目的及意义
2. 操作过程中如产妇出现不适，应立即停止操作

准备
1. 用物准备：软尺、快速手消毒液
2. 产妇准备：排空膀胱

实施
1. 洗手，测量产妇宫高及腹围
2. 对超声报告单进行判读

若产妇无法提供近期的超声报告单，则依据宫高腹围初步对胎儿体重进行估测。若高度怀疑胎儿体重异常，则可根据产妇情况，适时安排急诊超声检查

观察与记录
1. 妊娠期，依据估测结果，结合产妇情况，指导产妇妊娠期管理
2. 分娩期，依据估测结果，结合产妇情况，评估头盆关系，选择分娩方式和分娩时机
3. 记录测量数值，正确估测胎儿体重

1. 妊娠期：定期产前检查、营养指导及体重管理
2. 分娩期：结合产妇情况，评估头盆关系，选择适宜分娩方式，警惕分娩并发症

图 50 头盆评估技术

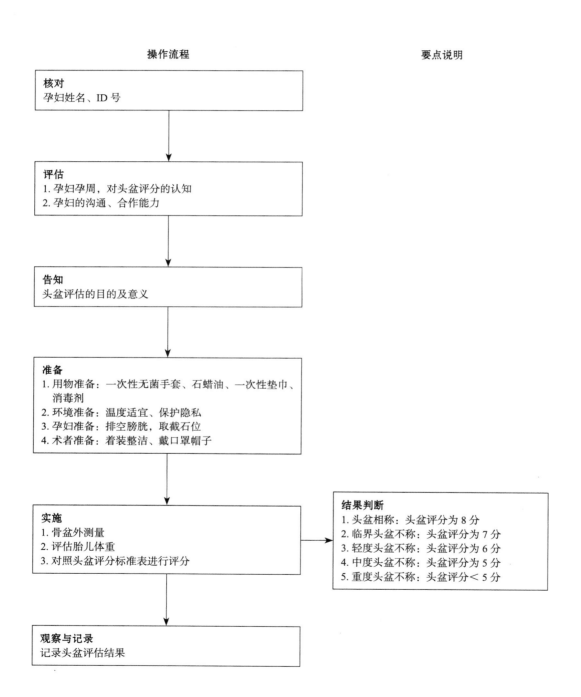

操作流程   要点说明

核对
孕妇姓名、ID 号

评估
1. 孕妇孕周，对头盆评分的认知
2. 孕妇的沟通、合作能力

告知
头盆评估的目的及意义

准备
1. 用物准备：一次性无菌手套、石蜡油、一次性垫巾、消毒剂
2. 环境准备：温度适宜、保护隐私
3. 孕妇准备：排空膀胱，取截石位
4. 术者准备：着装整洁、戴口罩帽子

实施
1. 骨盆外测量
2. 评估胎儿体重
3. 对照头盆评分标准表进行评分

结果判断
1. 头盆相称：头盆评分为 8 分
2. 临界头盆不称：头盆评分为 7 分
3. 轻度头盆不称：头盆评分为 6 分
4. 中度头盆不称：头盆评分为 5 分
5. 重度头盆不称：头盆评分 < 5 分

观察与记录
记录头盆评估结果

图 51 胎方位评估技术

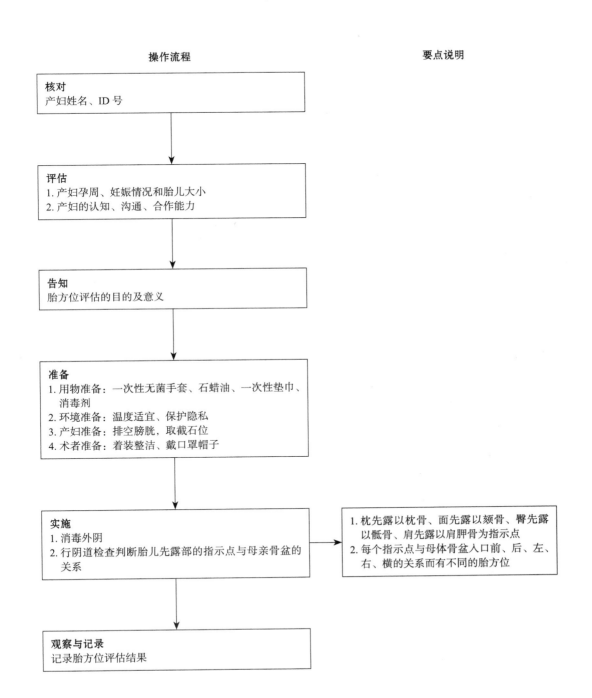

操作流程

核对
产妇姓名、ID 号

评估
1. 产妇孕周、妊娠情况和胎儿大小
2. 产妇的认知、沟通、合作能力

告知
胎方位评估的目的及意义

准备
1. 用物准备：一次性无菌手套、石蜡油、一次性垫巾、消毒剂
2. 环境准备：温度适宜、保护隐私
3. 产妇准备：排空膀胱，取截石位
4. 术者准备：着装整洁、戴口罩帽子

实施
1. 消毒外阴
2. 行阴道检查判断胎儿先露部的指示点与母亲骨盆的关系

要点说明

1. 枕先露以枕骨、面先露以颏骨、臀先露以骶骨、肩先露以肩胛骨为指示点
2. 每个指示点与母体骨盆入口前、后、左、右、横的关系而有不同的胎方位

观察与记录
记录胎方位评估结果

图 52　阴道检查技术

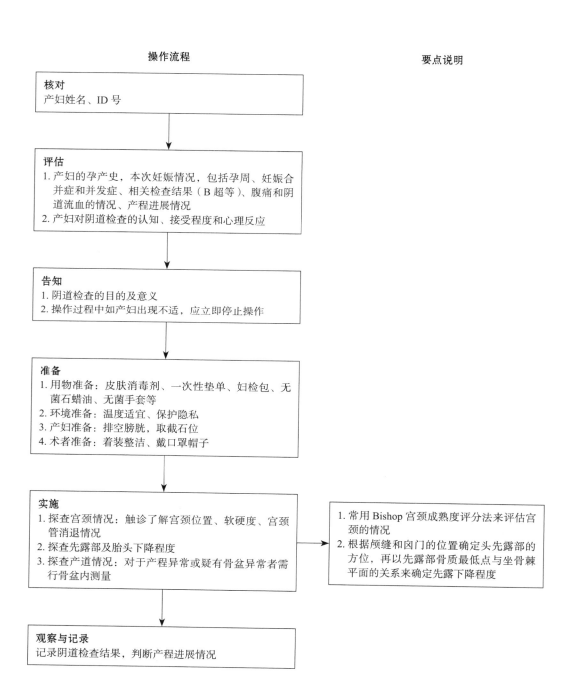

操作流程

核对
产妇姓名、ID 号

评估
1. 产妇的孕产史，本次妊娠情况，包括孕周、妊娠合并症和并发症、相关检查结果（B 超等）、腹痛和阴道流血的情况、产程进展情况
2. 产妇对阴道检查的认知、接受程度和心理反应

告知
1. 阴道检查的目的及意义
2. 操作过程中如产妇出现不适，应立即停止操作

准备
1. 用物准备：皮肤消毒剂、一次性垫单、妇检包、无菌石蜡油、无菌手套等
2. 环境准备：温度适宜、保护隐私
3. 产妇准备：排空膀胱，取截石位
4. 术者准备：着装整洁、戴口罩帽子

实施
1. 探查宫颈情况：触诊了解宫颈位置、软硬度、宫颈管消退情况
2. 探查先露部及胎头下降程度
3. 探查产道情况：对于产程异常或疑有骨盆异常者需行骨盆内测量

观察与记录
记录阴道检查结果，判断产程进展情况

要点说明

1. 常用 Bishop 宫颈成熟度评分法来评估宫颈的情况
2. 根据颅缝和囟门的位置确定头先露部的方位，再以先露部骨质最低点与坐骨棘平面的关系来确定先露下降程度

图 53 阴道栓剂促宫颈成熟技术

操作流程   要点说明

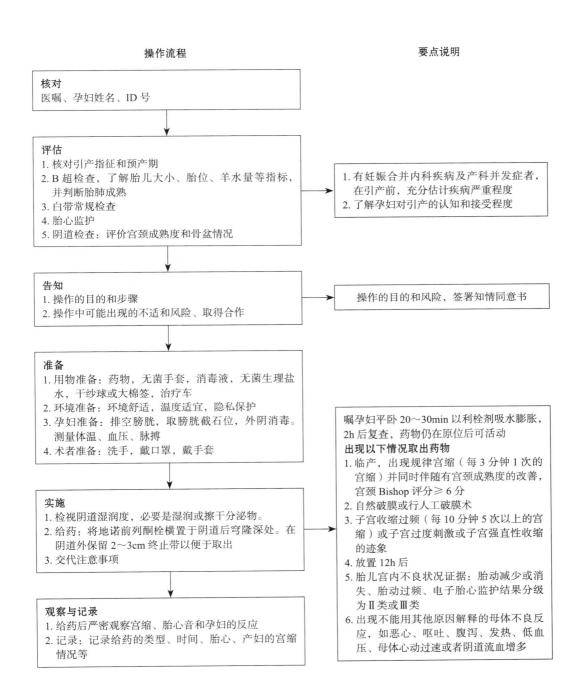

核对
医嘱、孕妇姓名、ID 号

评估
1. 核对引产指征和预产期
2. B 超检查，了解胎儿大小、胎位、羊水量等指标，并判断胎肺成熟
3. 白带常规检查
4. 胎心监护
5. 阴道检查：评价宫颈成熟度和骨盆情况

1. 有妊娠合并内科疾病及产科并发症者，在引产前，充分估计疾病严重程度
2. 了解孕妇对引产的认知和接受程度

告知
1. 操作的目的和步骤
2. 操作中可能出现的不适和风险、取得合作

操作的目的和风险，签署知情同意书

准备
1. 用物准备：药物，无菌手套，消毒液，无菌生理盐水，干纱球或大棉签，治疗车
2. 环境准备：环境舒适，温度适宜，隐私保护
3. 孕妇准备：排空膀胱，取膀胱截石位，外阴消毒。测量体温、血压、脉搏
4. 术者准备：洗手，戴口罩，戴手套

嘱孕妇平卧 20～30min 以利栓剂吸水膨胀，2h 后复查，药物仍在原位后可活动
出现以下情况取出药物
1. 临产，出现规律宫缩（每 3 分钟 1 次的宫缩）并同时伴随有宫颈成熟度的改善，宫颈 Bishop 评分≥6 分
2. 自然破膜或行人工破膜术
3. 子宫收缩过频（每 10 分钟 5 次以上的宫缩）或子宫过度刺激或子宫强直性收缩的迹象
4. 放置 12h 后
5. 胎儿宫内不良状况证据：胎动减少或消失、胎动过频、电子胎心监护结果分级为Ⅱ类或Ⅲ类
6. 出现不能用其他原因解释的母体不良反应，如恶心、呕吐、腹泻、发热、低血压、母体心动过速或者阴道流血增多

实施
1. 检视阴道湿润度，必要是湿润或擦干分泌物。
2. 给药：将地诺前列酮栓横置于阴道后穹隆深处。在阴道外保留 2～3cm 终止带以便于取出
3. 交代注意事项

观察与记录
1. 给药后严密观察宫缩、胎心音和孕妇的反应
2. 记录：记录给药的类型、时间、胎心、产妇的宫缩情况等

图 54　球囊促宫颈成熟技术

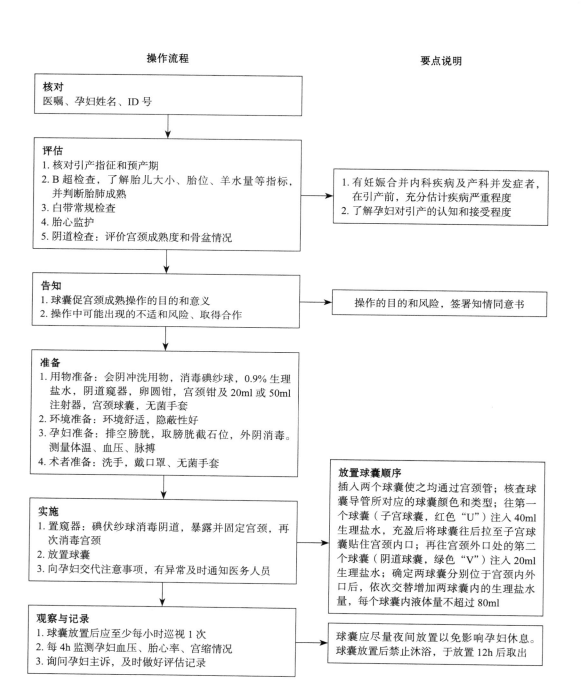

操作流程

要点说明

核对
医嘱、孕妇姓名、ID 号

评估
1. 核对引产指征和预产期
2. B 超检查，了解胎儿大小、胎位、羊水量等指标，并判断胎肺成熟
3. 白带常规检查
4. 胎心监护
5. 阴道检查：评价宫颈成熟度和骨盆情况

1. 有妊娠合并内科疾病及产科并发症者，在引产前，充分估计疾病严重程度
2. 了解孕妇对引产的认知和接受程度

告知
1. 球囊促宫颈成熟操作的目的和意义
2. 操作中可能出现的不适和风险、取得合作

操作的目的和风险，签署知情同意书

准备
1. 用物准备：会阴冲洗用物，消毒碘纱球，0.9% 生理盐水，阴道窥器，卵圆钳，宫颈钳及 20ml 或 50ml 注射器，宫颈球囊，无菌手套
2. 环境准备：环境舒适，隐蔽性好
3. 孕妇准备：排空膀胱，取膀胱截石位，外阴消毒。测量体温、血压、脉搏
4. 术者准备：洗手，戴口罩、无菌手套

放置球囊顺序
插入两个球囊使之均通过宫颈管；核查球囊导管所对应的球囊颜色和类型；往第一个球囊（子宫球囊，红色"U"）注入 40ml 生理盐水，充盈后将球囊往后拉至子宫球囊贴住宫颈内口；再往宫颈外口处的第二个球囊（阴道球囊，绿色"V"）注入 20ml 生理盐水；确定两球囊分别位于宫颈内外口后，依次交替增加两球囊内的生理盐水量，每个球囊内液体量不超过 80ml

实施
1. 置窥器：碘伏纱球消毒阴道，暴露并固定宫颈，再次消毒宫颈
2. 放置球囊
3. 向孕妇交代注意事项，有异常及时通知医务人员

观察与记录
1. 球囊放置后应至少每小时巡视 1 次
2. 每 4h 监测孕妇血压、胎心率、宫缩情况
3. 询问孕妇主诉，及时做好评估记录

球囊应尽量夜间放置以免影响孕妇休息。球囊放置后禁止沐浴，于放置 12h 后取出

图 55 缩宫素静脉滴注

操作流程   要点说明

核对
医嘱、产妇姓名、ID 号

告知
1. 操作的目的和步骤
2. 操作中可能出现的不适和风险、取得合作

→ 了解操作的目的和风险，签署知情同意书

准备
1. 用物准备：留置针、精密输液器、敷贴、输液泵、1ml 无菌注射器、生理盐水注射液 / 乳酸钠林格注射液、缩宫素、胶布、醒目标记贴纸等
2. 环境准备：环境舒适，温度适宜
3. 产妇准备：了解操作的目的和风险
4. 术者准备：着装整齐，洗手，戴口罩

实施
1. 滴注前检查：听胎心，测量产妇血压
2. 建立静脉通路：留置针建立静脉通路，用精密输液器接输注生理盐水注射液 / 乳酸钠林格注射液500ml，设置起始滴数，加入缩宫素 2.5U 至 500ml溶液中并摇匀
3. 调节滴速：每 15～30 分钟调整 1 次滴速，每次增加4 滴，直至诱发有效宫缩即每 10 分钟 3～4 次，每次宫缩持续 30～60s，伴有宫颈的缩短和宫口扩张。最大滴速不得超过 40 滴 / 分
4. 宣教：做好缩宫素静脉滴注的健康宣教

1. 连接输液泵，设置起始滴速，一般为8 滴 / 分，对于宫缩不规律或者多胎经产妇进行催引产起始滴速可调整为 4 滴 / 分开始
2. 缩宫素个体敏感度差异极大，应从小剂量开始循序增量
3. 如仍无宫缩，可根据医嘱适当增加浓度，酌情加缩宫素至 5U/500ml，滴速减半后再循序增加，直至宫缩发动，且持续有效

观察与记录
1. 专人观察宫缩强度、频率、持续时间及胎心率的变化、及时记录，调好宫缩后行胎心监护
2. 在缩宫素静脉滴注观察记录单上记录日期、时间；注明静脉滴注缩宫素的剂量、滴速以及目的（引产或加速产程）

图 56　正常分娩接产技术

操作流程

核对
产妇姓名、ID 号

↓

评估
1. 产妇精神状态，宫缩，胎心情况，胎位及胎头下降情况，会阴及阴道情况
2. 产妇饮食与能量供给情况，能否应对产痛

↓

告知
接产过程和配合方法

↓

准备
1. 用物准备：产包、手套、复苏用物等
2. 环境准备：温度适宜、保护隐私
3. 产妇准备：排空膀胱，取截石位
4. 术者准备：戴口罩帽子，外科洗手，穿无菌手术衣戴无菌手套

↓

实施
1. 指导产妇用力。初产妇胎头拨露 3～4cm，经产妇宫口近开全，准备接生
2. 消毒会阴，洗手上台，铺巾。清点物品
3. 保护会阴，协助胎头娩出
4. 晚断脐。将新生儿交台下行早接触
5. 娩出胎盘，检查胎盘胎膜完整性，测量胎盘、脐带
6. 检查软产道，必要时缝合
7. 清点器械敷料，清洗器械，整理

↓

观察与记录
1. 产妇生命体征、宫缩、出血等
2. 详细记录分娩过程、胎儿、胎盘娩出时间、新生儿全身检查的情况等

要点说明

1. 根据产妇的情况选择自发性用力或指导下用力
2. 适时适度保护会阴，有指征的行会阴侧切
3. 胎儿前肩娩出后常规予缩宫素 10U 肌注或静脉滴注
4. 胎头娩出后，耐心等待至少 1 次自然宫缩，待胎肩完成内旋转下降，在宫缩的作用下自然娩出。切忌在胎肩没有下降前牵拉用力
5. 不常规吸引新生儿呼吸道
6. 对有产后出血高危因素的产妇给以预防措施
7. 对于正常分娩，胎盘胎膜检查完整的产妇，产后出血不多，不必常规地进行宫腔内探查

图 57　臀位助产术

操作流程　　　　　　　　　　　　　　　　　　　要点说明

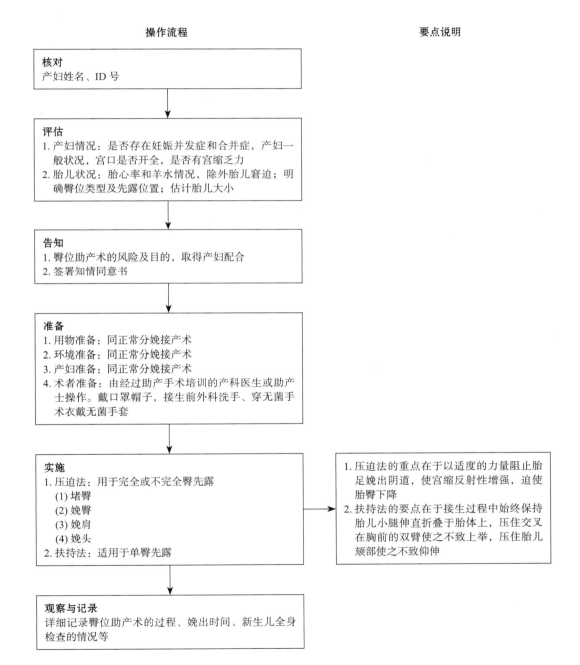

核对
产妇姓名、ID 号

评估
1. 产妇情况：是否存在妊娠并发症和合并症，产妇一般状况，宫口是否开全，是否有宫缩乏力
2. 胎儿状况：胎心率和羊水情况，除外胎儿窘迫；明确臀位类型及先露位置；估计胎儿大小

告知
1. 臀位助产术的风险及目的，取得产妇配合
2. 签署知情同意书

准备
1. 用物准备：同正常分娩接产术
2. 环境准备：同正常分娩接产术
3. 产妇准备：同正常分娩接产术
4. 术者准备：由经过助产手术培训的产科医生或助产士操作。戴口罩帽子，接生前外科洗手、穿无菌手术衣戴无菌手套

实施
1. 压迫法：用于完全或不完全臀先露
   (1) 堵臀
   (2) 娩臀
   (3) 娩肩
   (4) 娩头
2. 扶持法：适用于单臀先露

1. 压迫法的重点在于以适度的力量阻止胎足娩出阴道，使宫缩反射性增强，迫使胎臀下降
2. 扶持法的要点在于接生过程中始终保持胎儿小腿伸直折叠于胎体上，压住交叉在胸前的双臂使之不致上举，压住胎儿颏部使之不致仰伸

观察与记录
详细记录臀位助产术的过程、娩出时间、新生儿全身检查的情况等

图 58　臀位牵引术

操作流程

核对
产妇姓名、ID 号

评估
1. 产妇及胎儿情况：宫口是否开全，是否具有臀位牵引术指征，排除禁忌证
2. 胎儿状况：胎心率和羊水情况，除外胎儿窘迫；明确臀位类型及先露位置；估计胎儿大小

告知
1. 臀位牵引术的风险及目的，取得产妇配合
2. 签署臀位牵引术知情同意书

准备
1. 用物准备：同正常分娩接产术
2. 环境准备：同正常分娩接产术
3. 产妇准备：同正常分娩接产术
4. 术者准备：同臀位助产术

实施
1. 建议行会阴切开术，未破膜者应予破膜
2. 牵引下肢
3. 娩出胎臀：同臀位助产法
4. 牵出肩部及上肢：同臀位助产法
5. 牵出胎头：同臀位助产法

观察与记录
详细记录臀牵引术的过程、娩出时间、新生儿全身检查的情况等

要点说明

牵引下肢要点
1. 足先露：如胎单足或双足已经脱至外阴或阴道，术者可以直接牵引；如胎足仍然在宫腔，术者手伸入宫腔，握住单足或双足将其牵出。牵出过程中，边牵引边向上移动握持点至髋关节，娩出胎儿下肢，并将胎儿转向骶前位
2. 单臀先露：助产者以一手示指钩住胎儿腹股沟，沿产轴向下徐缓牵引直至另一手钩到对侧腹股沟，双手一起牵引，胎儿下肢娩出。如钩臀失败，可伸手入宫腔，用手指压迫腘窝，迫使膝关节屈曲，使胎足转下，然后握住胎足向下牵引

图 59　胎头吸引术

操作流程

要点说明

核对
产妇姓名、ID 号

评估
1. 产妇及胎儿情况：产妇既往病史，产妇精神状态，宫缩，胎心情况，胎头下降情况，会阴及阴道情况
2. 阴道检查判断宫颈口开大情况、胎头位置及胎方位

告知
1. 胎头吸引术的风险及注意事项，取得产妇配合
2. 签署知情同意书

准备
1. 用物准备：同正常分娩接产术
2. 环境准备：同正常分娩接产术
3. 产妇准备：同正常分娩接产术
4. 术者准备：由经过助产手术培训的产科医生或助产士进行操作，戴口罩帽子，外科洗手，穿无菌手术衣戴无菌手套

实施
1. 阴道检查：排除禁忌证，胎膜未破者予以破膜
2. 建立静脉通道，做好新生儿复苏准备
3. 双侧阴部神经阻滞麻醉或硬膜外麻醉，必要时行左侧会阴切开
4. 放置胎头吸引器、形成负压
5. 牵引
6. 娩出

1. 操作者先将吸引器外缘涂润滑剂，左手分开小阴唇后撑开阴道后壁，右手将吸引杯下缘沿阴道后壁送入到胎头顶骨后部，吸引杯随之滑入，且与胎头顶部紧贴。位于矢状缝中间，并避开前后囟
2. 操作者一手紧持吸引器，另一手示指、中指伸进阴道，在吸引杯与胎头衔接处检查一圈，确定没有阴道软组织、宫颈或脐带等处于吸盘内
3. 调节负压至 200～300mmHg，在宫缩屏气时同步牵引，牵引时应避免用手扭转吸引杯，应根据分娩机制随胎头旋转而转动

观察与记录
详细记录胎头吸引术的过程，吸引压力，牵引次数，娩出时间，新生儿全身检查的情况等

图 60　产钳助产术

操作流程

要点说明

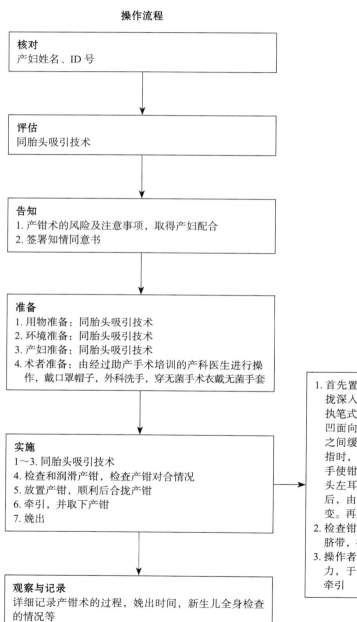

核对
产妇姓名、ID 号

评估
同胎头吸引技术

告知
1. 产钳术的风险及注意事项，取得产妇配合
2. 签署知情同意书

准备
1. 用物准备：同胎头吸引技术
2. 环境准备：同胎头吸引技术
3. 产妇准备：同胎头吸引技术
4. 术者准备：由经过助产手术培训的产科医生进行操作，戴口罩帽子，外科洗手，穿无菌手术衣戴无菌手套

实施
1～3. 同胎头吸引技术
4. 检查和润滑产钳，检查产钳对合情况
5. 放置产钳，顺利后合拢产钳
6. 牵引，并取下产钳
7. 娩出

观察与记录
详细记录产钳术的过程，娩出时间，新生儿全身检查的情况等

1. 首先置入产钳左叶，右手润滑后四指并拢深入阴道左后壁与胎头之间，左手以执笔式握持产钳左叶，使钳叶垂直向下，凹面向前，将产钳头曲顺右掌面与胎头之间缓缓送入阴道，当钳匙接近右手中指时，右手拇指承托产钳颈部，协助左手使钳叶向左侧盆壁滑动，直到达到胎头左耳郭处，使叶柄与地面平行，置入后，由助手扶持，保持左叶产钳位置不变。再用同样的方法置入右叶产钳
2. 检查钳叶与胎头之间有无产道软组织或脐带，扣合钳柄无难度，说明置钳到位
3. 操作者双臂稍弯曲，双肘挨胸，缓慢用力，于宫缩时沿产轴方向向下向外缓缓牵引

图 61　软产道裂伤缝合技术

操作流程　　　　　　　　　　　　　　　　　　　　　　要点说明

核对
产妇姓名、ID 号

↓

评估
1. 软产道裂伤的程度，有无出血
2. 产妇生命体征，对裂伤缝合的认知

↓

告知
软产道裂伤缝合目的及注意事项，取得产妇的积极配合

↓

准备
1. 用物准备：会阴缝合包、会阴浸润麻醉用物、阴道
   拉钩、有尾纱、针线、手术灯等
2. 环境准备：同正常分娩接产技术
3. 产妇准备：同正常分娩接产技术
4. 术者准备：同正常分娩接产技术

↓

实施
• **宫颈裂伤**
暴露宫颈并缝合裂口
• **Ⅰ度、Ⅱ度裂伤缝合**
1. 麻醉，暴露裂伤部位
2. 缝合阴道黏膜
3. 缝合裂伤的肌层及皮肤黏膜下层
4. 缝合会阴皮下组织及皮肤
• **Ⅲ、Ⅳ度裂伤缝合**
1. 麻醉
2. 缝合断裂的肛门括约肌
3. 间断或连续缝合撕裂的阴道黏膜及皮下组织
4. 间断缝合会阴体肌层，缝合阴道黏膜，缝合会阴皮
   下组织及皮肤
5. 检查肛门括约肌缝合情况
6. 清点用物

↓

观察与记录
检查伤口有无感染、渗血、红肿、硬结及化脓性分泌
物等感染征象

→ 1. 宫颈裂伤：先在裂伤的顶端上方 0.5～
   1cm 处缝合第一针，用 2-0 可吸收线向
   子宫颈外口做连续或间断缝合
2. Ⅰ度、Ⅱ度裂伤缝合完毕应检查直肠前
   壁及侧壁有无缝线穿过，如有应予拆除，
   以免发生肠瘘
3. Ⅲ度、Ⅳ度会阴裂伤致肛门括约肌断裂
   及直肠前壁撕裂，故应仔细检查裂伤情
   况，弄清解剖关系。报告医师，由产科
   医师或泌尿肛肠外科专科医师缝合
4. 严格无菌操作，必要时使用抗生素

图 62 胎盘自然娩出法

操作流程   要点说明

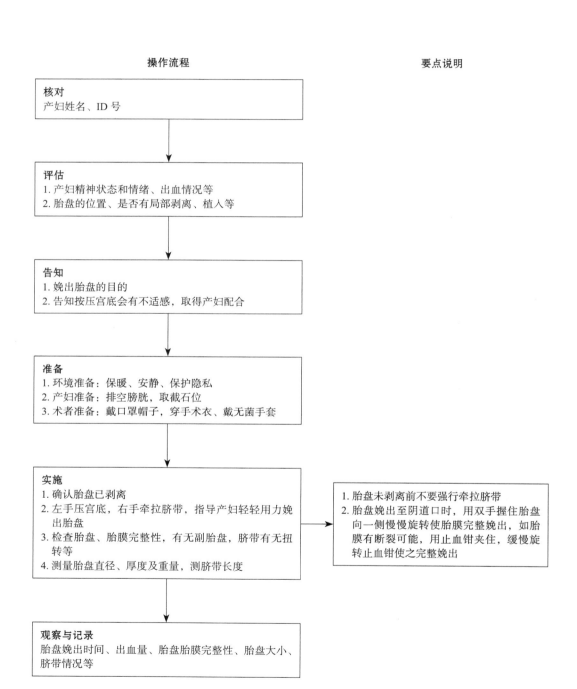

核对
产妇姓名、ID 号

评估
1. 产妇精神状态和情绪、出血情况等
2. 胎盘的位置、是否有局部剥离、植入等

告知
1. 娩出胎盘的目的
2. 告知按压宫底会有不适感，取得产妇配合

准备
1. 环境准备：保暖、安静、保护隐私
2. 产妇准备：排空膀胱，取截石位
3. 术者准备：戴口罩帽子，穿手术衣、戴无菌手套

实施
1. 确认胎盘已剥离
2. 左手压宫底，右手牵拉脐带，指导产妇轻轻用力娩出胎盘
3. 检查胎盘、胎膜完整性，有无副胎盘，脐带有无扭转等
4. 测量胎盘直径、厚度及重量，测脐带长度

1. 胎盘未剥离前不要强行牵拉脐带
2. 胎盘娩出至阴道口时，用双手握住胎盘向一侧慢慢旋转使胎膜完整娩出，如胎膜有断裂可能，用止血钳夹住，缓慢旋转止血钳使之完整娩出

观察与记录
胎盘娩出时间、出血量、胎盘胎膜完整性、胎盘大小、脐带情况等

图 63 人工剥离胎盘术

操作流程

要点说明

核对
产妇姓名、ID 号

↓

评估
1. 产妇精神状态和情绪、出血情况、能否耐受手术等
2. 胎盘的位置、是否有局部剥离、植入等

↓

告知
1. 人工娩出胎盘的目的
2. 告知按压宫底会有不适感，取得产妇配合

↓

准备
1. 环境准备：保暖、安静、保护隐私
2. 产妇准备：排空膀胱必要时导尿，取截石位
3. 术者准备：戴口罩帽子，穿手术衣、戴无菌手套

↓

实施
1. 麻醉：肌内注射哌替啶，使产妇放松
2. 左手压宫底，右手沿脐带伸入子宫腔，掌面朝向胎盘母体面，手指并拢，以尺侧缘慢慢从胎盘边缘开始将胎盘从子宫壁分离。完全剥离后按正常方式娩出胎盘
3. 检查胎盘、胎膜完整性，有无副胎盘，脐带有无扭转等
4. 测量胎盘直径、厚度及重量，测量脐带长度

→

1. 胎盘娩出后立即按摩子宫，注射缩宫素
2. 仔细检查胎盘小叶有无缺损，胎盘胎儿面边缘有无断裂血管
3. 操作过程中观察产妇的反应，注意有无剧烈腹痛
4. 监测生命体征，必要时按医嘱给予抗生素预防感染
5. 告知产妇出血增多及时报告
6. 出院前复查 B 超，必要时清宫

↓

观察与记录
胎盘娩出时间、出血量、胎盘胎膜完整性、胎盘大小、脐带情况等

图 64　子宫内翻复位术

操作流程

要点说明

核对
产妇姓名、ID 号

评估
1. 产妇一般状况及休克程度、产道及内翻子宫局部情况
2. 阴道 – 腹部双合诊和超声检查明确子宫内翻的程度

凡在胎儿娩出后出现剧烈腹痛、阴道大量出血及休克，休克程度与出血量不符，应考虑到急性子宫内翻的可能

告知
1. 子宫内翻复位术的风险及目的
2. 签署知情同意书，取得产妇配合

准备
1. 用物准备：消毒剂、导尿包、阿托品或肾上腺素、注射器等
2. 环境准备：保护产妇隐私，调室温
3. 产妇准备：排空膀胱，取膀胱截石位，重新消毒外阴和阴道
4. 术者准备：洗手，戴口罩帽子，更换手术衣及无菌手套

实施
1. 镇静与麻醉：在积极防治感染和休克液体复苏的同时，镇静止痛、备血，输液抗休克的同时行徒手复位，必要时使用全身麻醉
2. 子宫复位：一手伸入阴道，手指缓慢扩张子宫颈后，手掌托住翻出的宫底，手指放在子宫颈体交界处，向子宫施加压力，以最后翻出的宫腔壁先还纳，先翻出的宫腔壁后还纳的顺序依次向上还纳翻出的宫腔壁，缓缓上推，最后还纳宫底；另一手置于耻骨联合上协助
3. 术后处理
   (1) 复位成功后，应立即肌内或静脉注射子宫收缩剂，如缩宫素、麦角新碱等促子宫收缩
   (2) 宫腔填塞纱布条，以免子宫再度内翻

观察与记录
1. 观察复位后子宫收缩情况
2. 记录复位步骤及时间

图 65 母乳喂养的评估技术

操作流程   要点说明

核对
患者姓名、登记号 /ID 号、患者主诉及需求

评估
1. 母乳喂养的态度与意愿、母乳喂养经历
2. 母乳喂养技巧的掌握程度
3. 母亲对母乳喂养基本知识与常见母乳问题预防知识的知晓情况

1. 了解母亲曾经的母乳喂养经历，特别是有严重乳头皲裂或者发生乳腺炎的母亲，心理压力特别大，应该给予积极的支持与鼓励
2. 如果母亲孕期接受过规范的母乳喂养知识学习，对于各项评估会更乐于接受

告知
1. 母乳喂养评估目的和意义
2. 观察母乳喂养的操作过程中，需要涉及露出乳房等隐私部位的暴露

准备
1. 用物准备：乳房模型、哺乳椅、屏风、洗手液、手消液、擦手纸，体温计
2. 环境准备：环境舒适、隐蔽性好
3. 母亲准备：着宽松开衫衣服，上下分体
4. 评估者准备：洗手，戴口罩

实施
1. 检查评估母亲情况
2. 检查评估婴儿情况
3. 观察一次完整的母乳喂养过程
4. 评估母乳是否满足婴儿的需要
5. 了解婴儿主要照顾者对母乳喂养的支持情况

1. 评估母亲的精神状态，一般情况，如有无发热，乳房情况，包括有无乳房胀痛、包块，乳头情况，有无凹陷、扁平或乳头皲裂等，以及饮食情况
2. 观察母亲哺乳姿势是否舒适、含接姿势是否正确，有无乳头疼痛等

观察与记录
1. 记录乳房情况，如有无胀痛、包块，乳头有无皲裂等
2. 记录婴儿月龄、生长发育情况、含接姿势等
3. 记录母亲哺乳感受、哺乳时母婴配合情况，哺乳后的母婴的满意程度等

根据母婴评估的情况，给予指导与建议，必要时约定下次随访时间

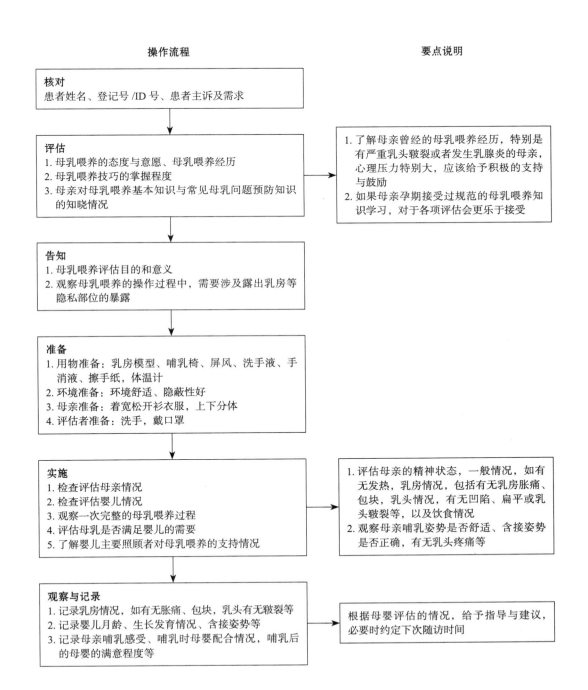

图 66　母亲皮肤接触技术

操作流程

核对
患者姓名、登记号/ID 号、患者主诉及需求

评估
1. 母亲母婴皮肤接触的意愿
2. 母亲身体状况可否坚持母婴皮肤接触
3. 婴儿出生后评分及一般情况

告知
1. 告知母婴皮肤接触的目的和意义
2. 操作中需要涉及母亲露出乳房，婴儿裸露身体，并盖上温暖的浴巾，趴在母亲胸前

准备
1. 用物准备：哺乳椅或者可以调节角度的床、靠枕 3～4 个、母亲开衫上衣、婴儿开衫上衣或者连体衣、浴巾 2～3 条、婴儿纸尿裤 1 片、洗手液、手消液、擦手纸
2. 环境准备：环境舒适、隐蔽性好
3. 母亲准备：着宽松开衫衣服
4. 评估者准备：洗手，戴口罩

实施
1. 母亲暴露胸腹部，以 30°～45° 舒适半躺在哺乳椅或床头，或使用靠枕调整到母亲感觉舒服的半躺式体位
2. 婴儿擦干羊水，清理呼吸道后，包上婴儿纸尿裤，趴在母亲胸前，头偏向一侧，或者斜躺在母亲胸前，婴儿背部盖上温暖的浴巾，母亲的胳膊下方可以垫靠枕，予以支撑，一手轻托婴儿头颈部，一手托住婴儿腰臀部，防止滑落
3. 母婴配合，进行皮肤接触
4. 评估母婴皮肤接触时间，及终止时机

观察与记录
1. 记录母婴皮肤接触时间，记录婴儿的一般情况、大小便等情况
2. 记录母亲的一般情况及生命体征等情况
3. 记录母亲的感受、母婴配合情况、皮肤接触后母婴的满意程度等

要点说明

1. 母亲精神状态差，母亲病重，如产后大出血等病情不稳定的情况不宜进行母婴皮肤接触
2. 婴儿需要复苏时，不宜进行母婴皮肤接触

1. 母婴面对面交流，如果母亲感觉乳房充盈，婴儿未醒，可以上下抚摸婴儿的背部，和宝宝讲话，或者放音乐来刺激婴儿苏醒，母亲将婴儿嘴唇轻触乳头，刺激婴儿的觅食反射，母亲将婴儿鼻尖轻触乳晕部，婴儿看到乳晕黑白相差明显的颜色反差，闻到母亲乳汁的气味
2. 当婴儿的感觉和嗅觉有了信号，会出现踏步反射，主动尝试爬向乳房，当婴儿的脸贴近乳房时，会抬头，张大嘴，含住乳房，调整好位置，开始吸吮
3. 注意婴儿的口鼻应暴露，并注意面色及呼吸

根据母婴评估的情况，给予指导与建议

图 67　母乳采集及处理技术

<table>
<tr><th>操作流程</th><th>要点说明</th></tr>
</table>

核对
患者姓名、登记号 /ID 号、患者主诉及需求

评估
1. 母亲的一般情况，乳房情况（如乳汁淤积），母亲有无用药等
2. 评估婴儿一般情况，有无母婴分离等

告知
1. 母乳采集的注意事项，让母亲自行选择挤奶的方式
2. 挤奶力度以母亲感觉舒适且能移出乳汁为宜，不应引起乳头乳房疼痛

1. 母亲乳胀，婴儿喂哺前适当挤出部分乳汁以减缓流速，利于婴儿吸吮
2. 乳汁淤积等情况导致乳腺排出不畅，需要移出乳汁，以疏通乳腺

准备
1. 用物准备：吸奶器、储奶瓶或者母乳保存袋、笔、冰箱、上班族需要备背奶包、冰袋、洗手液、手消液、擦手纸
2. 环境准备：环境舒适、隐蔽性好
3. 母亲准备：着宽松开衫衣服
4. 评估者准备：洗手，戴口罩、无菌手套

实施
1. 手挤奶：轻柔放松乳房后，大拇指与食指在距乳头根部2cm的区域对称放置，将乳房向胸壁的方向垂直按压，力度以母亲感受舒适且不疼痛为原则，再将大拇指与食指向乳头的方向靠近挤压，反复的一挤一放，一侧乳房挤奶 5min 后，换另一侧乳房交替进行，如此循环，每次挤奶的时间以 20～30min 为宜
2. 吸奶器泵奶：单泵吸奶器，可以每侧乳房泵奶 5min 左右，两侧交替进行，共挤奶 20～30min，如果是双泵吸奶器，两侧同时进行，每侧乳房泵奶 10～15min。避免时间过长，负压过大，造成乳头和乳晕损伤
3. 母乳的储存：使用母乳储存袋或储奶瓶，并标记挤奶时间乳汁量，根据婴儿的使用需求存放于冰箱4℃或者冷冻 –18℃
4. 母乳的使用：冷冻的母乳在使用前一天放置冷藏解冻最佳，或者用 40℃的温水解冻后，放置在小于60℃的温水中复温，或者使用温奶器调至38℃恒温，不可以使用微波炉或在沸水中直接给母乳加热

1. 每次挤奶每侧乳房会有 2～3 次喷乳反射为最佳，24h 需要至少挤奶 8 次
2. 避免时间过长，负压过大，造成乳头和乳晕损伤
3. 母乳吸出后，应尽早给婴儿喂养，尤其是早产儿，如果暂时不具备喂养的条件或者无需求，应根据婴儿使用需求存放
4. 母乳复温后，应 1h 内给婴儿喂养，如果婴儿没有喝完，应该丢弃，不可以再次冷藏复温

观察与记录
1. 记录母亲挤奶的感受，乳房排空的情况
2. 记录乳汁的量及挤奶时间

根据母亲挤奶的感受，乳房排空情况等方面，给予母亲进一步的指导与建议

图 68　多胎妊娠的母乳喂养技术

操作流程	要点说明

核对
患者姓名、登记号/ID号、患者主诉及需求

评估
1. 母亲的一般情况，母亲在母乳喂养方面的态度、知识与经历等
2. 评估婴儿一般情况，有无母婴分离，可否经口喂养

母婴因疾病状态不宜母乳喂养者，或者是孕周较小的早产儿，经评估不宜经口喂养者，指导使用乳汁采集及处理技术

告知
1. 多胎婴儿喂养过程中，可能面临需要解决的事项，如探讨如何使用吸奶器，是否需要添加捐赠乳等
2. 多胎婴儿可能需要补充喂养，也需要寻求照顾者及家人的帮助与支持

准备
1. 用物准备：婴儿模型、乳房模型、吸奶器、储奶瓶或者母乳保存袋、笔、冰箱、洗手液、手消液、擦手纸
2. 环境准备：环境舒适、隐蔽性好
3. 母亲准备：着宽松开衫衣服
4. 评估者准备：洗手、戴口罩、无菌手套

实施
1. 产前准备：怀孕母亲和产后的主要照顾者，一同参加产前健康教育；准备合适的电动吸奶器并指导使用；探讨巴氏消毒捐赠乳
2. 泌乳启动：分娩后尽早行母婴皮肤接触，维持婴儿体温及血糖正常范围，减少婴儿生理指标不稳定情况和产生应激状态的发生率；帮助婴儿含接乳房；指导通过频繁哺乳、手挤乳和吸奶器刺激乳房分泌乳汁；保证母亲充足的休息，并给予饮食指导
3. 泌乳维持：指导母亲掌握婴儿睡眠规律和喂养时机；建立属于母亲和婴儿自己的喂养模式；如果评估母亲母乳不足，需要补充喂养；指导母亲掌握奶瓶及吸奶器配件的清洗消毒流程；早期监测婴儿喂养次数、喂养时间、喂养量、大小便次数和体重生长发育状况，可以了解婴儿的喂养情况

交替哺乳和同时哺乳两种方式都可以选择。交替哺乳更易掌握，方便母亲学习母乳喂养和观察婴儿，获得含接信息，利于刚开始哺乳的母亲。同时哺乳更节约时间，使母亲得到充分休息，适合婴儿含接好，喂养差异小的情况。同时哺乳可以采取双侧摇篮式，双侧橄榄球式、混合式和半躺式。母亲也可以一侧哺乳，一侧收集乳汁，这样既节约了时间，也为另一位婴儿提供了喂养

观察与记录
1. 记录母亲母乳喂养的感受，乳房排空的情况等
2. 记录母乳喂养姿势及含接姿势、婴儿生长发育情况等

根据母亲母乳喂养的感受，乳房排空情况等方面，给予母亲进一步的指导与建议

图 69 婴儿补充喂养技术

操作流程   要点说明

核对
患者姓名、登记号 /ID 号、患者主诉及需求

↓

评估
1. 母亲的一般情况，母亲在母乳喂养方面的态度、知识与经历等
2. 婴儿一般情况，含接姿势、大小便及生长发育情况等

↓

告知
1. 婴儿补充喂养技术的目的及意义
2. 补充喂养操作中可能出现的不适及风险，取得合作

↓

准备
1. 用物准备：乳旁加奶器及清洁的饲养，新鲜或复温的母乳，或者配方奶，清洁的婴儿喂杯或小勺、无菌手套、洗手液、手消液、擦手纸
2. 环境准备：环境舒适、隐蔽性好
3. 母亲准备：着宽松开衫衣服
4. 评估者准备：洗手，戴口罩、无菌手套

↓

实施
1. 乳旁加奶技术：在乳旁加奶器中装入适量的母乳或配方奶，使用时，将容器放置在需要的高度，饲管贴在乳头前端固定，尖端稍微延伸出乳头，尾端贴在乳头下方，可以从婴儿口角或下唇中间进入口腔，确保婴儿含住乳头、乳晕和饲管；喂养后，记录婴儿补充喂养摄入量和时间。密切监测婴儿体重增长，如果婴儿体重增长良好，哺乳时间缩短，提示婴儿从乳房吸吮的乳汁量增加，应逐渐减少额外补充量，直至完全纯母乳喂养
2. 杯喂和勺喂：喂养时用盛装母乳或者配方奶的杯子或勺子边缘轻触婴儿嘴唇，引出婴儿伸舌舔砥乳汁，由婴儿自主进行舔吸，避免快速倒入婴儿口腔
3. 手指喂养：洗净双手，剪短指甲或无菌手套。轻轻摩擦婴儿嘴唇促进婴儿张口，将指尖侧靠近婴儿软硬腭交界处，触发婴儿吸吮吞咽动作，使用时避免手指探入过深，避免引发伤害性刺激的风险

→ | 1. 乳旁加奶时，根据婴儿吸吮－吞咽－呼吸节奏调节流速，如果吸吮刺激母亲的乳汁分泌，出现喷乳反射，母乳分泌较多，可以夹闭饲管
2. 杯喂和勺喂时，喂养过程中注意不要用力下压，速度不过快，必要时暂停喂养，防止婴儿呛奶或误吸

↓

观察与记录
1. 记录补充喂养的量、婴儿吸吮情况、婴儿生长发育的情况
2. 记录母亲对补充喂养的感受等

→ 根据母亲对补充喂养的感受，以及婴儿喂养及生长发育情况，给予母亲进一步的指导与建议

图 70 异常乳头的哺乳技术

操作流程	要点说明

核对
患者姓名、登记号/ID 号、患者主诉及需求

评估
1. 母亲的一般情况，母亲在母乳喂养方面的态度、知识与经历等
2. 婴儿一般情况，含接姿势、大小便及生长发育情况等

告知
1. 采用此项哺乳技术的目的及意义
2. 操作过程中可能出现的不适，取得合作

准备
1. 用物准备：乳房模型、各型号的乳盾、无菌手套、洗手液、手消液、擦手纸
2. 环境准备：环境舒适、隐蔽性好
3. 母亲准备：着宽松开衫衣服
4. 评估者准备：洗手，戴口罩、无菌手套

实施
1. 凹陷乳头的哺乳技术：评估乳头乳晕情况及母乳喂养经历，鼓励与支持、保护母亲母乳喂养的信心；孕前及孕满 38 周以后，可以用离心牵拉手法牵拉乳晕处，提升凹陷乳头的弹性；产后及时进行母婴皮肤接触，杜绝使用橡皮奶头，必要时可以指导使用适宜型号的乳晕，协助进行含乳
2. 扁平乳头的哺乳技术：支持与鼓励，早期皮肤接触，使用挤奶的方法，软化乳头和乳晕，使用"三明治"和"茶杯"技术可重塑乳房形状，利于婴儿含接，必要时使用乳盾
3. 大乳头的哺乳技术：充分评估，早期皮肤接触，避免过多的人工干预，使婴儿独立完成一次含乳；产后早期避免使用奶瓶奶嘴
4. 乳头皲裂的哺乳技术：应评估乳头皲裂的发生的原因，针对不同的原因进行针对性地处理。落实健康教育，母婴皮肤接触，发生乳头疼痛及时寻求帮助，避免使用奶瓶奶嘴，正确使用吸奶器，及时评估口腔情况，积极治疗真菌感染，发生乳头皲裂后及时正确处理

> 1. 乳盾应在哺乳顾问的指导下使用，避免型号不适合，导致婴儿含接困难
> 2. 使用"三明治"和"茶杯"技术可以重塑乳房形状，也需要在专业人员或哺乳顾问的指导下，才能使母亲熟练掌握

观察与记录
1. 记录乳头乳晕情况，婴儿的含接情况等
2. 记录母亲对母乳喂养过程的感受，有无乳头疼痛等情况

> 根据母亲对喂养的感受，以及婴儿的含接情况等方面，给予母亲进一步的指导与建议

图 71 乳汁淤积的处理技术

操作流程

核对
患者姓名、登记号/ID号、患者主诉及需求

评估
1. 母亲的一般情况，如精神状态、有无全身发热等
2. 乳房情况，如乳房皮肤有无红肿，触及有无边界清楚、明显的包块，包块位置，大小等具体情况，同时触及包块位置皮肤有无明显的条索状隆起，以及母亲感觉疼痛最剧烈的部位，有无乳头皲裂的发生等

告知
1. 采用此项哺乳技术的目的及意义
2. 操作过程中可能出现的不适，取得合作

准备
1. 用物准备：乳房模型、无菌手套、洗手液、手消液、擦手纸
2. 环境准备：环境舒适、隐蔽性好
3. 母亲准备：着宽松开衫衣服
4. 评估者准备：洗手，戴口罩、无菌手套

实施
1. 评估乳汁淤积发生的原因，根据个体情况给予针对性的指导
2. 现场指导正确的哺乳姿势及含接姿势
3. 单纯婴儿吸吮无效，可以轻柔按摩乳房，使用手挤奶或者院级电动吸奶器泵奶10min，挤奶前可以局部热敷3min，移出适量的乳汁，再指导婴儿进行含接吸吮
4. 指导母亲平衡膳食，避免进食过多油腻饮食
5. 婴儿舌系带过短，应指导前往口腔科就诊，如果是唇腭裂婴儿，无法形成有效负压进行吸吮，指导使用电动吸奶器将乳汁吸出，使用专用奶瓶进行喂养
6. 经过上述处理，乳房包块大小及母亲的疼痛感受均无改善，应指导前往乳腺科医生处就诊，通常乳腺科医生通过触诊评估、超声检查、血常规等检查，综合评估是否有乳腺炎的发生

观察与记录
1. 记录母亲的一般情况、乳房情况，如包块大小、位置等
2. 记录母亲对母乳喂养过程的感受，哺乳前后乳房包块的变化等情况

要点说明

1. 哺乳后评估乳房的包块大小及母亲的疼痛感受。必要时，在不损伤乳房、乳头的情况下，适当增加哺乳的次数，或者先喂哺淤积侧乳房，哺乳时轻压乳房肿块处，但避免用力过度
2. 如果母亲有乳头皲裂，暂停婴儿吸吮，直接使用院级电动吸奶器将乳汁移出或者使用手挤奶的方法移出乳汁

根据母亲对喂养的感受，以及处理后乳房包块的变化以及母亲全身情况，给予进一步的指导与建议

图 72　母乳供需失衡的处理技术

操作流程

要点说明

核对
患者姓名、登记号/ID 号、患者主诉及需求

评估
1. 母亲的一般情况，乳房排空情况，乳汁是否满足婴儿需要，是否存在过度排空乳房的情况
2. 婴儿的吸吮情况以及生长发育情况

告知
1. 采用此项哺乳技术的目的及意义
2. 操作过程中可能出现的不适，取得合作

准备
1. 用物准备：乳房模型、卷心菜或冷敷垫、冰箱、无菌手套、洗手液、手消液、擦手纸
2. 环境准备：环境舒适、隐蔽性好
3. 母亲准备：着宽松开衫衣服
4. 评估者准备：洗手，戴口罩、无菌手套

实施
1. 乳汁不足：评估乳汁不足的原因，并针对性的处理，包括指导正确的母乳喂养姿势及含接姿势，保持乳腺通畅，促进乳汁移出，保证充分有效的吸吮，刺激乳汁分泌，母亲饮食遵照哺乳期膳食指南，平衡膳食，保证母亲睡眠充足，母亲做好心理状态调适，保持情绪稳定
2. 乳汁过多：评估乳汁过多的原因，并针对性的处理。乳汁过多时，在纯母乳喂养的基础上，喂哺结束后，乳房没有排空，使用卷心菜或者冷敷垫，冷敷乳房20～30min，避开乳头和乳晕处，如果乳房仍然胀痛不适，可以增加冷敷次数，延长冷敷时间，避免使用手挤奶或吸奶器将乳房排空，刺激乳汁分泌更多。同时避免饮食过多的汤水，避免油腻饮食，造成乳汁淤积，避免乳房热敷

1. 乳汁不足的原因：母乳喂养姿势与婴儿的含接姿势不正确，乳腺不通畅，乳汁移出的频率及时间不足，导致对乳房的刺激不足，乳房未充分排空。母亲的饮食过于油腻，导致乳汁淤积，或者母亲进食进水过少，营养缺乏，母亲睡眠不足，母亲心理焦虑或者暴怒，情绪不稳定等
2. 乳汁过多的原因：常见的原因是对乳房过度的刺激，如婴儿吸吮结束后，乳房没有完全排空，用吸奶器将剩余的乳汁吸出来，将乳房排空，会刺激乳房分泌更多的乳汁

观察与记录
1. 记录母亲的一般情况及喂养情况，母亲对母乳喂养过程的感受，乳汁是否满足婴儿需求
2. 处理后母亲乳房的变化等

根据母亲对喂养的感受，以及处理后乳房的变化以及母亲全身情况，给予进一步的指导与建议

图 73 离乳技术

操作流程   要点说明

核对
患者姓名、登记号 /ID 号、患者主诉及需求

评估
1. 母亲的一般健康状况，乳房情况等
2. 婴儿的喂养及生长发育情况

告知
1. 采用此项哺乳技术的目的及意义
2. 操作过程中可能出现的不适，取得合作

准备
1. 用物准备：乳房模型、卷心菜或冷敷垫、冰箱、无菌手套、
   洗手液、手消液、擦手纸
2. 环境准备：环境舒适、隐蔽性好
3. 母亲准备：着宽松开衫衣服
4. 评估者准备：洗手，戴口罩、无菌手套

实施
1. 正常离乳
   (1) 自然离乳：以婴儿为主导，顺应婴儿的生长发育规律，不
       剥夺婴儿哺乳的快乐
   (2) 逐渐离乳：以母亲为主导，逐渐减少喂哺的次数，同时给
       予婴儿更多其他方式的安抚，如提供丰富多样的食物和家
       人的陪伴，丰富日常活动，根据婴儿对离乳的接受程度，
       温柔安抚，逐渐减少吸吮次数，使乳汁分泌逐渐减少，减
       轻母亲离乳过程中的不适
2. 非正常离乳：如果母亲是因为生病不宜母乳喂养，需要离乳，
   需要专科医生进行评估；确定母亲不得已突然离乳，指导母
   亲寻求专业的医生开药，在药物的帮助下，使乳汁分泌逐渐
   减少；母亲在离乳的过程中，乳房出现肿胀、疼痛，可以使
   用冷藏的卷心菜或冷敷垫外敷乳房，减轻乳房肿胀及疼痛；
   必要时可以挤出少量乳汁，同时继续服用药物及冷敷；离乳
   过程中尽量避免油腻饮食，避免食用肉汤等促进乳汁分泌的
   饮食；如果在离乳的过程中，母亲乳房胀痛越来越重，或者
   出现发热时，需要立即寻求乳腺科医生的帮助

> 不提倡非正常离乳，如果有特殊情
> 况，需要断奶，需要按照科学的方
> 法进行。建议母亲在不得已选择突
> 然离乳时，选择药物及物理方法减
> 轻乳房胀痛不适，避免发生乳腺炎

观察与记录
记录母亲的一般情况及乳房情况，离乳的方式，以及离乳过程
中的处理方法及结果等

> 根据母亲乳房的情况，离乳的方式
> 以及离乳过程中的处理结果等，给
> 予进一步的指导与建议

图 74 特殊患儿的母乳喂养支持技术

操作流程　　　　　　　　　　　　　　　　　　　　　　　　　**要点说明**

核对
患者姓名、登记号/ID 号、患者主诉及需求

评估
1. 患儿的一般情况，精神状态，患儿出生时的情况，如孕周、体重等
2. 患儿的喂养情况及生长发育情况等
3. 母亲感染的病原体，以及是否规范治疗等

告知
1. 采用此项哺乳技术的目的及意义
2. 操作过程中可能出现的不适及风险，取得合作

准备
1. 用物准备：乳房模型、婴儿模型、1ml 及 5ml 注射器、无菌棉签、喂养饲管、储奶瓶、无菌手套、洗手液、手消液、擦手纸
2. 环境准备：环境舒适、隐蔽性好
3. 母亲准备：着宽松开衫衣服
4. 评估者准备：洗手，戴口罩、无菌手套

实施
1. 唇腭裂婴儿的母乳喂养支持技术：评估婴儿唇腭裂的分级，并给予针对性的处理。单纯唇裂的婴儿无须特殊器具协助；单纯腭裂的婴儿需要使用专用奶瓶或奶嘴；唇裂程度较深的婴儿，为了将唇裂封住，使用"茶杯握"的方法喂养，一旦密封形成，婴儿口腔就能形成负压吸吮乳汁；合并唇腭裂的婴儿，需要想办法密封唇部，同时使用专用奶嘴进行喂养；鼓励唇腭裂的母亲建群互相沟通，可以互相支持，同时减轻焦虑
2. 早产儿的母乳喂养：早产儿的母乳喂养，需要经专科医生评估，根据早产儿的不同阶段采用不同的喂养支持技术，分为初乳口腔免疫疗法和微量肠内营养、全胃肠营养。初乳口腔免疫，生后 24h 内开展，每 2～4 小时 1 次，每次 0.2ml（每侧各 0.1ml）新鲜或冷藏初乳，用无菌棉签取初乳进行口腔涂抹，或用 1ml 注射器抽取进行口腔内匀速缓慢滴注。微量胃肠内喂养，当生命体征早期稳定后，应尽早开始肠内营养支持，逐渐过渡到全胃肠内喂养
3. 母亲感染时，通过各项检查指标，充分了解母亲感染的状态，是否规范用药进行治疗，家人的支持情况等，均要进行充分评估及沟通

观察与记录
1. 记录婴儿的唇腭裂分级，及给予的喂养处理方法，喂养效果等
2. 记录早产儿的出生时基本情况，及给予的喂养处理方法、喂养量、婴儿的生命体征、喂养后耐受的情况、生长发育情况等
3. 记录母亲感染病原体的状态，是否规范治疗，以及给予的母乳喂养建议，母亲及家人对建议的知晓与配合情况等

要点说明：

1. 单纯腭裂的婴儿一般选择横切开口的奶嘴配合可以挤压的奶瓶使用，奶嘴挑选不宜过长或过短，以利于婴儿正常吞咽和吸吮
2. 为了将唇裂封住，母亲可以用两只手指捏住乳房组织填进唇裂缺口处，就像抓住杯子的把手一样，也称之为"茶杯握"。母亲也可以把手放进唇裂缺口进行密封
3. 早产儿喂养从初乳口腔免疫，到微量胃肠内喂养，直至过渡到胃肠内喂养，需要专科医生的评估

根据婴儿喂养后的情况及生长发育情况，给予进一步的指导与建议

图 75　胎儿教育技术

操作流程　　　　　　　　　　　　　　　　　要点说明

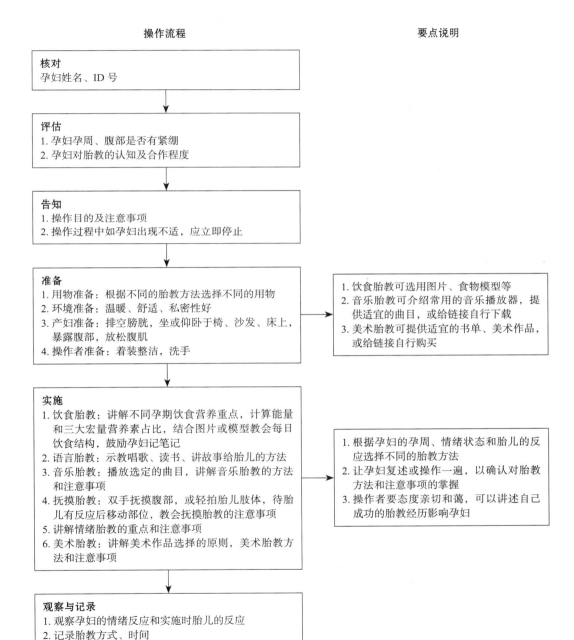

核对
孕妇姓名、ID 号

评估
1. 孕妇孕周、腹部是否有紧绷
2. 孕妇对胎教的认知及合作程度

告知
1. 操作目的及注意事项
2. 操作过程中如孕妇出现不适，应立即停止

准备
1. 用物准备：根据不同的胎教方法选择不同的用物
2. 环境准备：温暖、舒适、私密性好
3. 产妇准备：排空膀胱，坐或仰卧于椅、沙发、床上，暴露腹部，放松腹肌
4. 操作者准备：着装整洁，洗手

1. 饮食胎教可选用图片、食物模型等
2. 音乐胎教可介绍常用的音乐播放器，提供适宜的曲目，或给链接自行下载
3. 美术胎教可提供适宜的书单、美术作品，或给链接自行购买

实施
1. 饮食胎教：讲解不同孕期饮食营养重点，计算能量和三大宏量营养素占比，结合图片或模型教会每日饮食结构，鼓励孕妇记笔记
2. 语言胎教：示教唱歌、读书、讲故事给胎儿的方法
3. 音乐胎教：播放选定的曲目，讲解音乐胎教的方法和注意事项
4. 抚摸胎教：双手抚摸腹部，或轻拍胎儿肢体，待胎儿有反应后移动部位，教会抚摸胎教的注意事项
5. 讲解情绪胎教的重点和注意事项
6. 美术胎教：讲解美术作品选择的原则，美术胎教方法和注意事项

1. 根据孕妇的孕周、情绪状态和胎儿的反应选择不同的胎教方法
2. 让孕妇复述或操作一遍，以确认对胎教方法和注意事项的掌握
3. 操作者要态度亲切和蔼，可以讲述自己成功的胎教经历影响孕妇

观察与记录
1. 观察孕妇的情绪反应和实施时胎儿的反应
2. 记录胎教方式、时间

图 76　新生儿发育评估技术

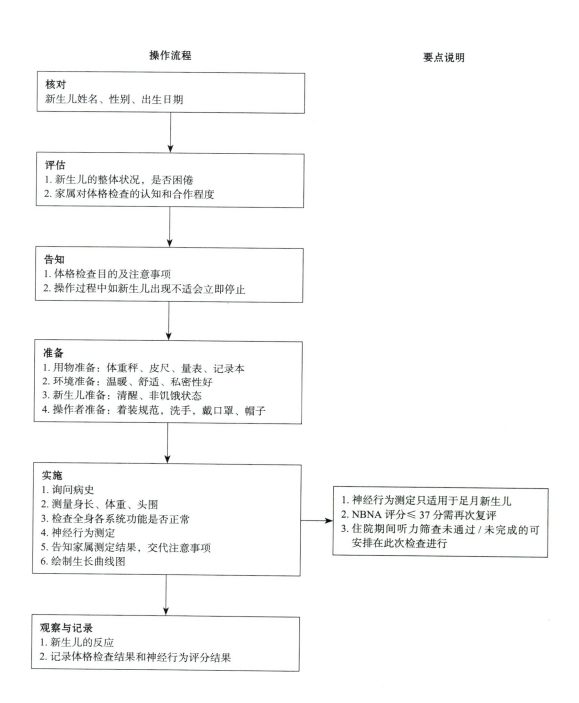

操作流程　　　　　　　　　　　　　　　　要点说明

核对
新生儿姓名、性别、出生日期

评估
1. 新生儿的整体状况，是否困倦
2. 家属对体格检查的认知和合作程度

告知
1. 体格检查目的及注意事项
2. 操作过程中如新生儿出现不适会立即停止

准备
1. 用物准备：体重秤、皮尺、量表、记录本
2. 环境准备：温暖、舒适、私密性好
3. 新生儿准备：清醒、非饥饿状态
4. 操作者准备：着装规范，洗手，戴口罩、帽子

实施
1. 询问病史
2. 测量身长、体重、头围
3. 检查全身各系统功能是否正常
4. 神经行为测定
5. 告知家属测定结果，交代注意事项
6. 绘制生长曲线图

1. 神经行为测定只适用于足月新生儿
2. NBNA 评分≤37 分需再次复评
3. 住院期间听力筛查未通过 / 未完成的可安排在此次检查进行

观察与记录
1. 新生儿的反应
2. 记录体格检查结果和神经行为评分结果

图 77 新生儿生后 24h 保健流程

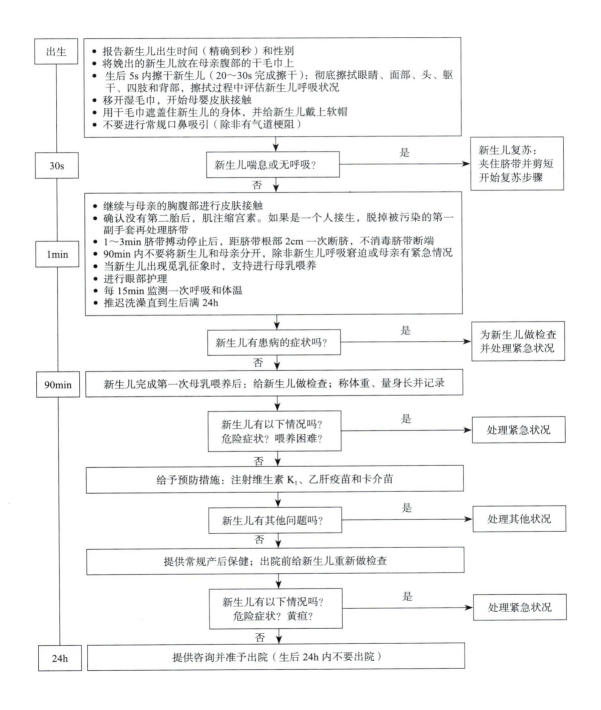

| 出生 | • 报告新生儿出生时间（精确到秒）和性别
• 将娩出的新生儿放在母亲腹部的干毛巾上
• 生后 5s 内擦干新生儿（20～30s 完成擦干）：彻底擦拭眼睛、面部、头、躯干、四肢和背部，擦拭过程中评估新生儿呼吸状况
• 移开湿毛巾，开始母婴皮肤接触
• 用干毛巾遮盖住新生儿的身体，并给新生儿戴上软帽
• 不要进行常规口鼻吸引（除非有气道梗阻） |

30s — 新生儿喘息或无呼吸？ —是→ 新生儿复苏：夹住脐带并剪短 开始复苏步骤

否

1min
- 继续与母亲的胸腹部进行皮肤接触
- 确认没有第二胎后，肌注缩宫素。如果是一个人接生，脱掉被污染的第一副手套再处理脐带
- 1～3min 脐带搏动停止后，距脐带根部 2cm 一次断脐，不消毒脐带断端
- 90min 内不要将新生儿和母亲分开，除非新生儿呼吸窘迫或母亲有紧急情况
- 当新生儿出现觅乳征象时，支持进行母乳喂养
- 进行眼部护理
- 每 15min 监测一次呼吸和体温
- 推迟洗澡直到生后满 24h

新生儿有患病的症状吗？ —是→ 为新生儿做检查并处理紧急状况

否

90min — 新生儿完成第一次母乳喂养后：给新生儿做检查；称体重、量身长并记录

新生儿有以下情况吗？危险症状？喂养困难？ —是→ 处理紧急状况

否

给予预防措施：注射维生素 K_1、乙肝疫苗和卡介苗

新生儿有其他问题吗？ —是→ 处理其他状况

否

提供常规产后保健；出院前给新生儿重新做检查

新生儿有以下情况吗？危险症状？黄疸？ —是→ 处理紧急状况

否

24h — 提供咨询并准予出院（生后 24h 内不要出院）

图 78　新生儿抚触技术

操作流程

要点说明

评估
新生儿全身皮肤完整性，脐部情况，健康状况和行为反应

告知
新生儿家属抚触的目的及过程

准备
1. 用物准备
2. 环境准备：关门窗、调节室温（26℃）、轻柔而有节奏的音乐、柔和灯光
3. 新生儿准备：不在疲劳、饥渴或烦躁时
4. 操作者准备：剪指甲、洗手、脱手表

用物
尿片、替换的衣物、无刺激的抚触油和合适的抚触台

实施
1. 抚触顺序：头面部→胸部→腹部→四肢→手足→背部
2. 头部按摩：抚触油涂擦双手→由前额中央向两侧→下颌中央向外向上→前额发际向脑后并停于耳后乳突处，轻轻按压
3. 胸部按摩：双手放在两侧肋缘→右手向上滑向对侧→复原→左手用同样方法（按摩时避开乳头）
4. 腹部按摩：绕肚脐顺时针方向按摩
5. 四肢按摩：从远端边挤捏边滑向近端
6. 手足：用指腹按摩，从掌面推向指端，提捏指尖，足同手
7. 背部：双手指腹平放于背部，从颈部至下横向按摩，然后用手掌从头部沿脊柱至臀部纵向按摩

1. 动作应轻柔，注意安全
2. 抚触时机：沐浴后或两餐间，太饱、太饿都不合适
3. 时间控制在 10～15min，新生儿哭闹时应暂停抚触，查找原因
4. 注意不要把润肤油滴到新生儿的眼睛里

观察与记录
抚触的时间、新生儿的反应

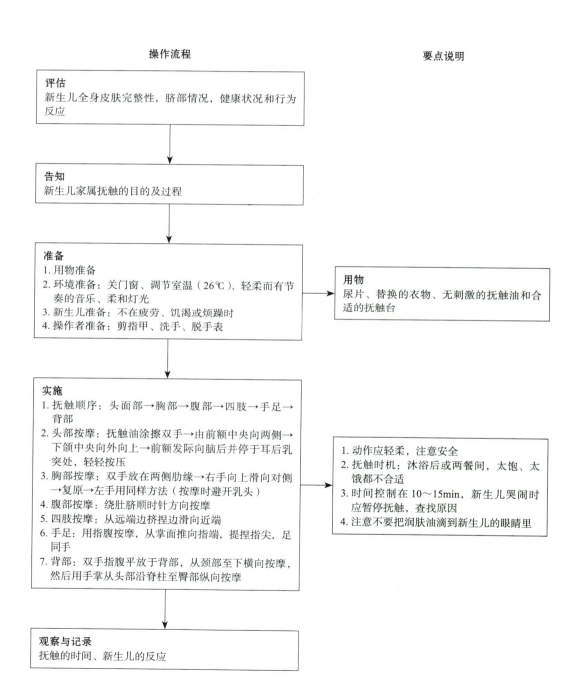

图 79 新生儿睡眠促进技术

操作流程

要点说明

```
评估
新生儿状况，是否处于困倦期
```

```
告知
新生儿家属睡眠促进目的及方法
```

```
准备
1. 用物准备：温暖的表面，毛巾 / 摆位包巾
2. 环境准备：关门窗、拉窗帘，调节房间温湿度使光
   线昏暗、环境安静
3. 操作者准备：洗手、着装洁净、柔软
```

```
实施
1. 最佳的哄睡方法是将新生儿交由母亲，在母亲的怀
   抱里轻拍入睡
2. 使用毛巾 / 摆位包巾做成鸟巢状，将新生儿放入，
   支撑其四肢
3. 抱住新生儿，边走边轻轻晃动，可以哼唱胎儿时期
   常听的曲子 / 歌曲
4. 有时候换一个房间 / 环境可能有帮助
5. 开启排气扇、抽风机或电吹风制造白噪音
6. 等新生儿进入安静睡眠期（熟睡状态）之后才能将
   其放下，注意接触新生儿身体的表面如床垫 / 沙发
   应保持温暖、柔软，避免温差太大造成惊醒
```

```
1. 洗澡后，抚触后有助于促进新生儿睡眠
2. 在有人照看时给予俯卧位也可帮助新生
   儿入睡
3. 安抚奶嘴不建议用于新生儿
4. 哄睡时避免大力摇晃新生儿
5. 如放下后新生儿睁眼、惊跳，应重新抱
   起，或者将其两手交叉摆放于胸前用毛
   巾围裹。必要时可以有节奏地轻拍其臀
   部促进再次入睡
```

```
观察与记录
新生儿的反应和哄睡的时间
```

图 80 新生儿阅读技术

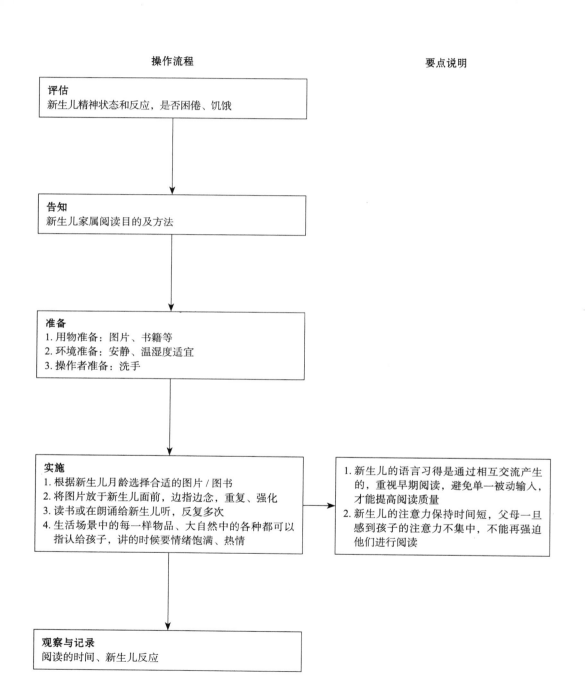

操作流程   要点说明

评估
新生儿精神状态和反应，是否困倦、饥饿

告知
新生儿家属阅读目的及方法

准备
1. 用物准备：图片、书籍等
2. 环境准备：安静、温湿度适宜
3. 操作者准备：洗手

实施
1. 根据新生儿月龄选择合适的图片 / 图书
2. 将图片放于新生儿面前，边指边念、重复、强化
3. 读书或在朗诵给新生儿听，反复多次
4. 生活场景中的每一样物品、大自然中的各种都可以指认给孩子，讲的时候要情绪饱满、热情

1. 新生儿的语言习得是通过相互交流产生的，重视早期阅读，避免单一被动输入，才能提高阅读质量
2. 新生儿的注意力保持时间短，父母一旦感到孩子的注意力不集中，不能再强迫他们进行阅读

观察与记录
阅读的时间、新生儿反应

图 81 新生儿智护训练技术

操作流程   要点说明

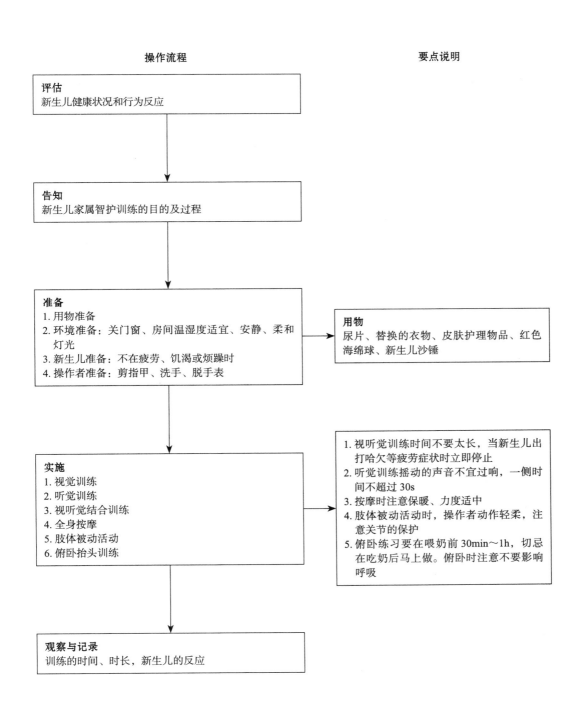

评估
新生儿健康状况和行为反应

告知
新生儿家属智护训练的目的及过程

准备
1. 用物准备
2. 环境准备：关门窗、房间温湿度适宜、安静、柔和灯光
3. 新生儿准备：不在疲劳、饥渴或烦躁时
4. 操作者准备：剪指甲、洗手、脱手表

用物
尿片、替换的衣物、皮肤护理物品、红色海绵球、新生儿沙锤

实施
1. 视觉训练
2. 听觉训练
3. 视听觉结合训练
4. 全身按摩
5. 肢体被动活动
6. 俯卧抬头训练

1. 视听觉训练时间不要太长，当新生儿出打哈欠等疲劳症状时立即停止
2. 听觉训练摇动的声音不宜过响，一侧时间不超过 30s
3. 按摩时注意保暖、力度适中
4. 肢体被动活动时，操作者动作轻柔，注意关节的保护
5. 俯卧练习要在喂奶前 30min～1h，切忌在吃奶后马上做。俯卧时注意不要影响呼吸

观察与记录
训练的时间、时长，新生儿的反应

图 82　新生儿胎龄评估技术

操作流程　　　　　　　　　　　　　　　　　　　　　　要点说明

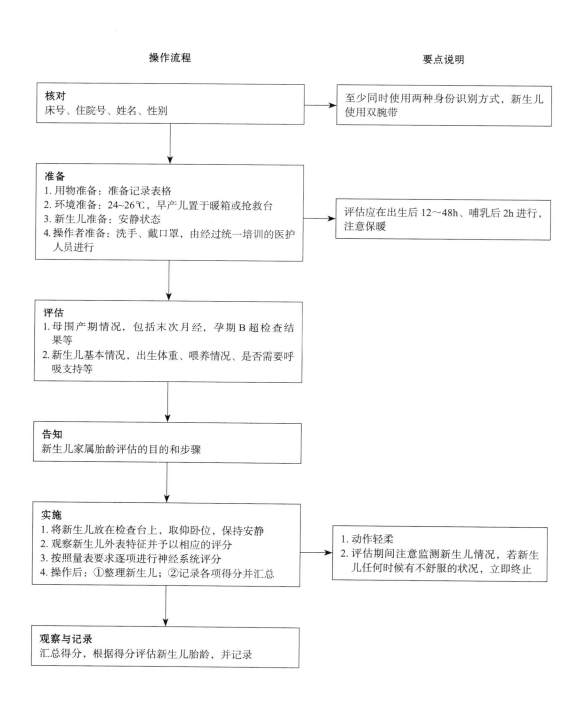

核对
床号、住院号、姓名、性别

至少同时使用两种身份识别方式，新生儿使用双腕带

准备
1. 用物准备：准备记录表格
2. 环境准备：24~26℃，早产儿置于暖箱或抢救台
3. 新生儿准备：安静状态
4. 操作者准备：洗手、戴口罩，由经过统一培训的医护人员进行

评估应在出生后 12~48h、哺乳后 2h 进行，注意保暖

评估
1. 母围产期情况，包括末次月经，孕期 B 超检查结果等
2. 新生儿基本情况，出生体重、喂养情况、是否需要呼吸支持等

告知
新生儿家属胎龄评估的目的和步骤

实施
1. 将新生儿放在检查台上，取仰卧位，保持安静
2. 观察新生儿外表特征并予以相应的评分
3. 按照量表要求逐项进行神经系统评分
4. 操作后：①整理新生儿；②记录各项得分并汇总

1. 动作轻柔
2. 评估期间注意监测新生儿情况，若新生儿任何时候有不舒服的状况，立即终止

观察与记录
汇总得分，根据得分评估新生儿胎龄，并记录

图 83　新生儿体温管理技术

<table>
<tr><td align="center">操作流程</td><td align="center">要点说明</td></tr>
</table>

核对
新生儿床号、姓名、住院号

准备
1. 用物准备：远红外辐射床，暖毛巾（2 条），食品级塑料袋，绒帽
2. 环境准备：产房温度控制在 26～28℃，湿度 50%～60%
3. 操作者准备：洗手、戴口罩

1. 评估新生儿一般状况，生命体征稳定着即进行母婴皮肤接触，并戴帽子、盖毛毯在出生后 1h 内开始母乳喂养
2. 新生儿窒息时不能有效地产生热量，因此在复苏过程中需要保持足够的温暖

评估
新生儿情况，包括孕周、体重

告知
新生儿家属保暖目的和措施

实施
1. 新生儿娩出后操作步骤
  (1) 分娩后立即用暖毛巾包裹新生儿儿，并放于远红外辐射床上
  (2) 初步复苏
  (3) 尽量在暖箱内进行护理
2. 转运途中的保暖
  (1) 选择转运工具：最好选择能加温加湿、二用双层暖箱转运
  (2) 使用前预热箱内温度，运送时视情况加用暖毯、保鲜膜包裹保暖
  (3) 运用 STABLE 技术保证转运过程安全，快速平稳地将新生儿送达目的地
3. 病房体温的测量与管理
  (1) 选择部位正确测量体温
  (2) 安静时测量体温，选择合适的部位及测量工具
  (3) 做好预防低体温的干预措施
    ① 确保环境温暖
    ② 戴绒帽，必要时增加包被
    ③ 皮肤与皮肤接触
    ④ 母乳喂养，供给热量
    ⑤ 推迟洗澡和称重
    ⑥ 对症处理
    ⑦ 禁止使用热水袋

1. 对于胎龄＜28 周的早产儿不应擦干，尽快使用食品级的塑料薄膜包裹新生儿，应该给新生儿戴上帽子，仅暴露眼睛、口鼻和脐带，以便进行复苏操作
2. 所有的医用气体均需加温加湿

观察与记录
如体温过低或出现全身凉、嗜睡、反应差甚至昏迷、拒乳、少哭、少动、皮肤硬肿等情况需要立即报告并处理

图 84　新生儿皮肤管理技术

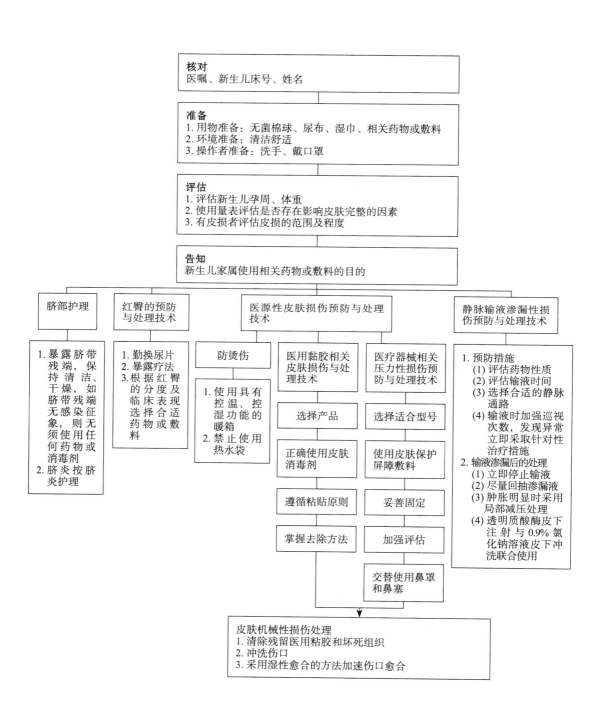

核对
医嘱、新生儿床号、姓名

准备
1. 用物准备：无菌棉球、尿布、湿巾、相关药物或敷料
2. 环境准备：清洁舒适
3. 操作者准备：洗手、戴口罩

评估
1. 评估新生儿孕周、体重
2. 使用量表评估是否存在影响皮肤完整的因素
3. 有皮损者评估皮损的范围及程度

告知
新生儿家属使用相关药物或敷料的目的

| 脐部护理 | 红臀的预防与处理技术 | 医源性皮肤损伤预防与处理技术 | 静脉输液渗漏性损伤预防与处理技术 |

脐部护理
1. 暴露脐带残端，保持清洁、干燥，如脐带残端无感染征象，则无须使用任何药物或消毒剂
2. 脐炎按脐炎护理

红臀的预防与处理技术
1. 勤换尿片
2. 暴露疗法
3. 根据红臀的分度及临床表现选择合适药物或敷料

防烫伤
1. 使用具有控温、控湿功能的暖箱
2. 禁止使用热水袋

医用黏胶相关皮肤损伤与处理技术
- 选择产品
- 正确使用皮肤消毒剂
- 遵循粘贴原则
- 掌握去除方法

医疗器械相关压力性损伤预防与处理技术
- 选择适合型号
- 使用皮肤保护屏障敷料
- 妥善固定
- 加强评估
- 交替使用鼻罩和鼻塞

静脉输液渗漏性损伤预防与处理技术
1. 预防措施
(1) 评估药物性质
(2) 评估输液时间
(3) 选择合适的静脉通路
(4) 输液时加强巡视次数，发现异常立即采取针对性治疗措施
2. 输液渗漏后的处理
(1) 立即停止输液
(2) 尽量回抽渗漏液
(3) 肿胀明显时采用局部减压处理
(4) 透明质酸酶皮下注射与 0.9% 氯化钠溶液皮下冲洗联合使用

皮肤机械性损伤处理
1. 清除残留医用粘胶和坏死组织
2. 冲洗伤口
3. 采用湿性愈合的方法加速伤口愈合

图 85　新生儿沐浴技术

操作流程　　　　　　　　　　　　　　　　　　　　　要点说明

核对
新生儿床号、住院号、姓名、性别

→ 至少同时使用两种身份识别方式，新生儿使用双腕带

评估
1. 新生儿身体情况和皮肤状况
2. 是否喂奶、是否需要隔离
3. 体温及体重

→ 1. 沐浴应在新生儿进食后 1h 进行
2. 体温低于 36.5℃ 或体重 < 2.5kg 暂不进行沐浴

告知
新生儿家属沐浴的目的和步骤

准备
1. 用物准备：平整便于操作的处置台、毛巾、婴儿尿布及衣服、包被、棉签、治疗巾、碘伏、生理盐水、护臀霜、磅秤、浴盆、水温计、热水、婴儿浴液、根据需要备石蜡油等
2. 环境准备：关闭门窗或调节室温至 26～28℃
3. 操作者准备：洗手、戴口罩

实施
1. 备热水（水温 37～39℃，用于降温时，水温低于体温 1℃），使用水温计测量水温
2. 脱衣服、试水温
3. 抱起新生儿放于操作台上，用毛巾包裹开始沐浴
4. 清洗顺序：双眼、面部、耳后、头部、颈部、胸部、腹部、腋下、上肢、手、会阴、后颈、背部、臀部及下肢
5. 洗毕，抱出后迅速用大毛巾包裹全身并吸干水分
6. 进行眼部护理、口腔护理及碘伏进行脐部护理
7. 称体重，记录体重、皮肤及脐部情况
8. 涂抹护臀膏，核对床号、胸牌、双腕带，包好尿布、穿衣，放回婴儿床

→ 1. 防受凉、防烫伤；沐浴时不允许戴手套
2. 不可将新生儿单独留在操作台上，防止坠落伤
3. 新生儿头部如有皮脂结痂不可用力擦拭，可涂油剂浸润，待痂皮软化后清洗。眼、耳内不得有水或泡沫进入
4. 一人一巾一用，防止交叉感染

观察与记录
观察新生儿全身情况，注意皮肤、肢体活动等，有异常及时报告和处理。沐浴过程中，注意观察面色、呼吸，如有异常，停止操作

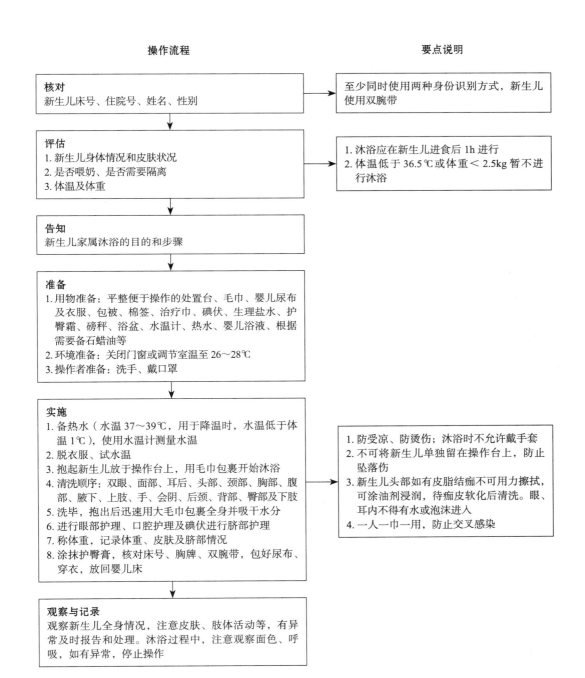

图 86 新生儿乙肝疫苗预防接种技术

操作流程

要点说明

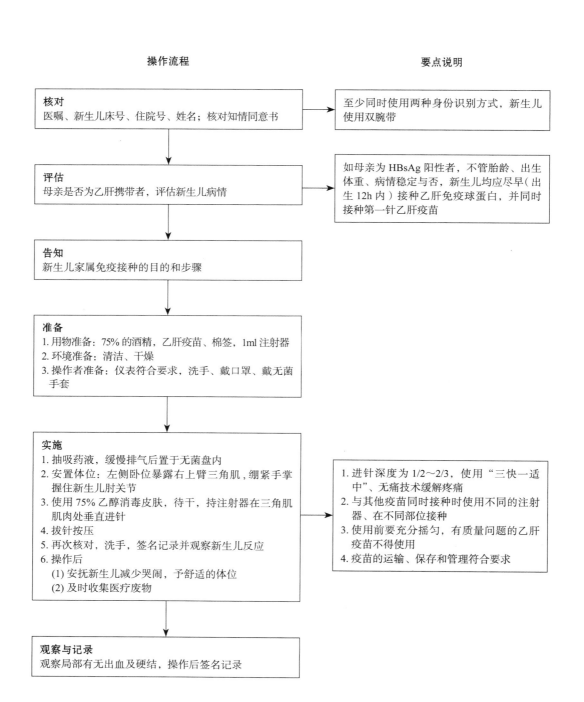

核对
医嘱、新生儿床号、住院号、姓名；核对知情同意书

至少同时使用两种身份识别方式，新生儿使用双腕带

评估
母亲是否为乙肝携带者，评估新生儿病情

如母亲为 HBsAg 阳性者，不管胎龄、出生体重、病情稳定与否，新生儿均应尽早（出生 12h 内）接种乙肝免疫球蛋白，并同时接种第一针乙肝疫苗

告知
新生儿家属免疫接种的目的和步骤

准备
1. 用物准备：75% 的酒精，乙肝疫苗、棉签、1ml 注射器
2. 环境准备：清洁、干燥
3. 操作者准备：仪表符合要求，洗手、戴口罩、戴无菌手套

实施
1. 抽吸药液，缓慢排气后置于无菌盘内
2. 安置体位：左侧卧位暴露右上臂三角肌，绷紧手掌握住新生儿肘关节
3. 使用 75% 乙醇消毒皮肤，待干，持注射器在三角肌肌肉处垂直进针
4. 拔针按压
5. 再次核对，洗手，签名记录并观察新生儿反应
6. 操作后
(1) 安抚新生儿减少哭闹，予舒适的体位
(2) 及时收集医疗废物

1. 进针深度为 1/2~2/3，使用"三快一适中"、无痛技术缓解疼痛
2. 与其他疫苗同时接种时使用不同的注射器、在不同部位接种
3. 使用前要充分摇匀，有质量问题的乙肝疫苗不得使用
4. 疫苗的运输、保存和管理符合要求

观察与记录
观察局部有无出血及硬结，操作后签名记录

图 87　新生儿卡介苗预防接种技术

操作流程

要点说明

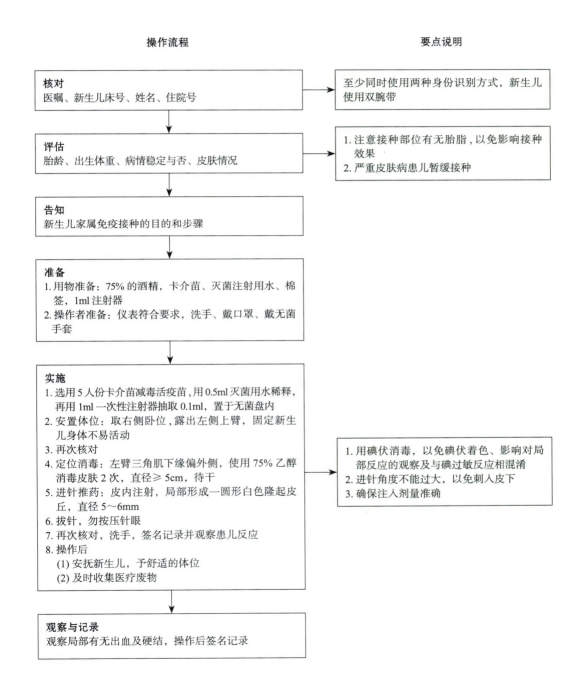

核对
医嘱、新生儿床号、姓名、住院号

至少同时使用两种身份识别方式，新生儿使用双腕带

评估
胎龄、出生体重、病情稳定与否、皮肤情况

1. 注意接种部位有无胎脂，以免影响接种效果
2. 严重皮肤病患儿暂缓接种

告知
新生儿家属免疫接种的目的和步骤

准备
1. 用物准备：75% 的酒精，卡介苗、灭菌注射用水、棉签，1ml 注射器
2. 操作者准备：仪表符合要求，洗手、戴口罩、戴无菌手套

实施
1. 选用 5 人份卡介苗减毒活疫苗，用 0.5ml 灭菌用水稀释，再用 1ml 一次性注射器抽取 0.1ml，置于无菌盘内
2. 安置体位：取右侧卧位，露出左侧上臂，固定新生儿身体不易活动
3. 再次核对
4. 定位消毒：左臂三角肌下缘偏外侧，使用 75% 乙醇消毒皮肤 2 次，直径 ≥ 5cm，待干
5. 进针推药：皮内注射，局部形成一圆形白色隆起皮丘，直径 5～6mm
6. 拔针，勿按压针眼
7. 再次核对，洗手，签名记录并观察患儿反应
8. 操作后
(1) 安抚新生儿，予舒适的体位
(2) 及时收集医疗废物

1. 用碘伏消毒，以免碘伏着色、影响对局部反应的观察及与碘过敏反应相混淆
2. 进针角度不能过大，以免刺入皮下
3. 确保注入剂量准确

观察与记录
观察局部有无出血及硬结，操作后签名记录

图 88 新生儿遗传代谢病筛查技术

操作流程

要点说明

核对
医嘱、新生儿住院号、床号、姓名、筛查卡片信息

至少同时使用两种身份识别方式，新生儿使用双腕带

评估
1. 新生儿是否满足采血要求：出生 72h 后、充分哺乳
2. 足部循环情况：肢端温暖

1. 充分哺乳：未充分哺乳、无蛋白质负荷或少蛋白质负荷的情况下，血液中苯丙氨酸含量较低，导致实验结果的假阴性
2. 72h：可避免促甲状腺素生理性高峰期，减少甲状腺功能减低症筛查的假阳性

告知
新生儿家属足底血筛查的目的和步骤

准备
1. 用物准备：已登记好的采血卡片，75% 的酒精，消毒棉签，胶布，采血针头
2. 环境准备：清洁、干燥
3. 操作者准备：仪表符合要求，洗手、戴口罩、戴无菌手套

实施
1. 松开包被，再次双人核对信息
2. 采血时
   (1) 用毛巾把新生儿下肢垫高，充分暴露采血部位（足跟内、外两侧）；按摩或热敷足跟，用 75% 的酒精消毒采血皮肤部位，待干
   (2) 使用一次性采血针刺足跟内侧或外侧，深度小于 3mm。用干棉球拭去第 1 滴血，从第 2 滴血开始取样
   (3) 采集 3 个血斑
   (4) 消毒干棉球轻压采血部位止血，再次核对信息，采血者在采血卡片上签名
3. 采血后：将血片悬空平置于 18～25℃的空气中，滤纸片不能相叠，自然晾干至少 3h，呈深褐色
4. 操作后
   (1) 安抚新生儿，予舒适的体位
   (2) 及时收集医疗废物

1. 采血针必须一人一针
2. 采集合格滤纸干血片应为
   (1) 每个血斑直径 > 8mm
   (2) 血滴自然渗透，滤纸正反面血斑一致
   (3) 血斑无污染
   (4) 血斑无渗血环
3. 采血卡片的放置避免阳光及紫外线照射、烘烤、挥发性化学物质等污染

观察与记录
观察局部有无出血及血肿，操作后签名记录

图 89 新生儿黄疸监测与处理技术

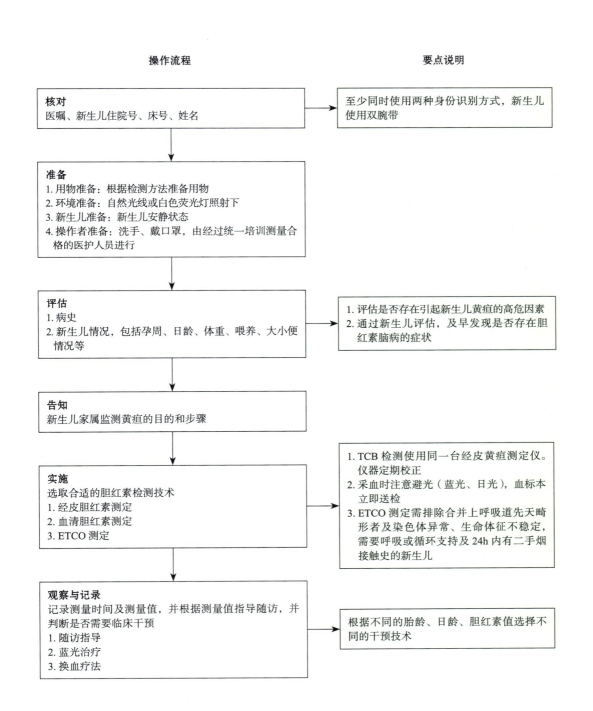

操作流程

核对
医嘱、新生儿住院号、床号、姓名

准备
1. 用物准备：根据检测方法准备用物
2. 环境准备：自然光线或白色荧光灯照射下
3. 新生儿准备：新生儿安静状态
4. 操作者准备：洗手、戴口罩，由经过统一培训测量合格的医护人员进行

评估
1. 病史
2. 新生儿情况，包括孕周、日龄、体重、喂养、大小便情况等

告知
新生儿家属监测黄疸的目的和步骤

实施
选取合适的胆红素检测技术
1. 经皮胆红素测定
2. 血清胆红素测定
3. ETCO 测定

观察与记录
记录测量时间及测量值，并根据测量值指导随访，并判断是否需要临床干预
1. 随访指导
2. 蓝光治疗
3. 换血疗法

要点说明

至少同时使用两种身份识别方式，新生儿使用双腕带

1. 评估是否存在引起新生儿黄疸的高危因素
2. 通过新生儿评估，及早发现是否存在胆红素脑病的症状

1. TCB 检测使用同一台经皮黄疸测定仪。仪器定期校正
2. 采血时注意避光（蓝光、日光），血标本立即送检
3. ETCO 测定需排除合并上呼吸道先天畸形者及染色体异常、生命体征不稳定，需要呼吸或循环支持及 24h 内有二手烟接触史的新生儿

根据不同的胎龄、日龄、胆红素值选择不同的干预技术

图 90　新生儿血糖监测与评估技术

操作流程

要点说明

核对
医嘱、新生儿床号、姓名

至少同时使用两种身份识别方式，新生儿使用双腕带

评估
1. 母亲围产史，是否有糖尿病或妊娠高血压病史；新生儿是否有窒息史、感染、红细胞增多症等病史
2. 新生儿一般情况，包括孕周、体重、喂养情况、精神反应等
3. 神经系统症状，是否存在神经系统异常表现
4. 采血部位皮肤情况

检查血糖试纸以及核对所用物品在有效期内

告知
新生儿家属血糖测量的目的和步骤

准备
1. 用物准备：血糖仪、血糖试纸、采血针
2. 环境准备：清洁、舒适
3. 操作者准备：洗手、戴口罩

实施
1. 血糖试纸插入血糖仪内
2. 使用 75% 酒精对新生儿采血部位皮肤进行消毒，待干
3. 采血，待形成血液后，拭去第一滴血，将血糖试纸采血端边缘和血样碰触，使血样自动被试纸吸收，等待结果
4. 棉签按压止血
5. 记录结果并签名
6. 操作后
   (1) 安抚新生儿减少哭闹，予舒适的体位
   (2) 处理医疗废物
   (3) 消毒和清洁血糖仪

1. 血糖仪需定期清洁并检测，确保测试的精准性
2. 消毒时必须等消毒液待干后进行，请勿用碘伏消毒
3. 避免反复多次同一位置采血，注意皮肤恢复情况
4. 因新生儿生后血糖水平在 1～2h 内会降低，因此尽可能避免

观察与记录
出现血糖结果异常时采取的以下措施：重复检测一次，必要时复检静脉生化血糖；通知医生，采取不同的干预措施

1. 有低血糖症状的新生儿均需抽血检测血清葡萄糖。标本需及时送检，以避免因红细胞消耗血浆内葡萄糖导致检测结果低于实际水平
2. 无症状的低血糖首选肠道喂养。有症状的及经喂养不能改善的持续低血糖需积极进行干预，以避免低血糖引起的神经损伤

图 91 早产儿吞咽功能障碍评估技术

操作流程

要点说明

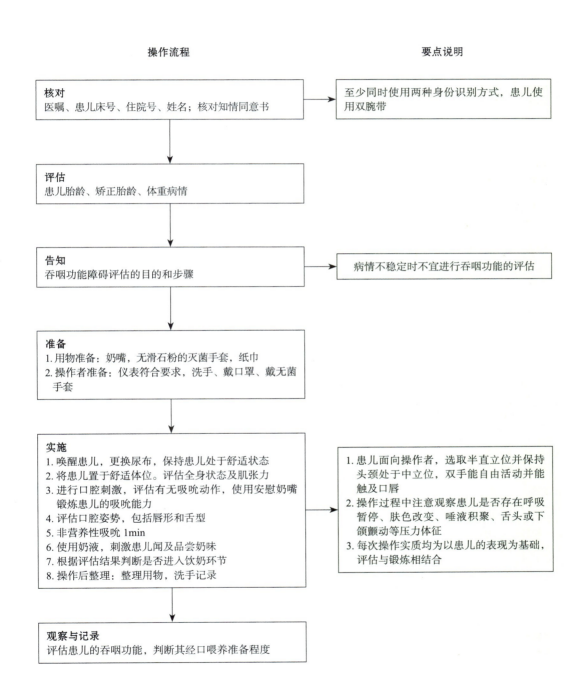

核对
医嘱、患儿床号、住院号、姓名；核对知情同意书

→ 至少同时使用两种身份识别方式，患儿使用双腕带

评估
患儿胎龄、矫正胎龄、体重病情

告知
吞咽功能障碍评估的目的和步骤

→ 病情不稳定时不宜进行吞咽功能的评估

准备
1. 用物准备：奶嘴，无滑石粉的灭菌手套，纸巾
2. 操作者准备：仪表符合要求，洗手、戴口罩、戴无菌手套

实施
1. 唤醒患儿，更换尿布，保持患儿处于舒适状态
2. 将患儿置于舒适体位。评估全身状态及肌张力
3. 进行口腔刺激，评估有无吸吮动作，使用安慰奶嘴锻炼患儿的吸吮能力
4. 评估口腔姿势，包括唇形和舌型
5. 非营养性吸吮 1min
6. 使用奶液，刺激患儿闻及品尝奶味
7. 根据评估结果判断是否进入饮奶环节
8. 操作后整理：整理用物，洗手记录

→
1. 患儿面向操作者，选取半直立位并保持头颈处于中立位，双手能自由活动并能触及口唇
2. 操作过程中注意观察患儿是否存在呼吸暂停、肤色改变、唾液积聚、舌头或下颌颤动等压力体征
3. 每次操作实质均为以患儿的表现为基础，评估与锻炼相结合

观察与记录
评估患儿的吞咽功能，判断其经口喂养准备程度

图 92　早产儿口腔运动干预技术

操作流程

要点说明

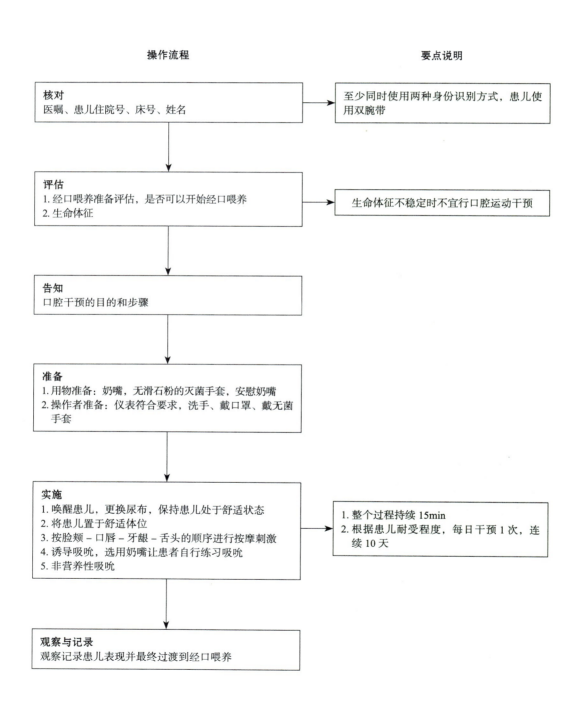

核对
医嘱、患儿住院号、床号、姓名

至少同时使用两种身份识别方式，患儿使用双腕带

评估
1. 经口喂养准备评估，是否可以开始经口喂养
2. 生命体征

生命体征不稳定时不宜行口腔运动干预

告知
口腔干预的目的和步骤

准备
1. 用物准备：奶嘴，无滑石粉的灭菌手套，安慰奶嘴
2. 操作者准备：仪表符合要求，洗手、戴口罩、戴无菌手套

实施
1. 唤醒患儿，更换尿布，保持患儿处于舒适状态
2. 将患儿置于舒适体位
3. 按脸颊 – 口唇 – 牙龈 – 舌头的顺序进行按摩刺激
4. 诱导吸吮，选用奶嘴让患者自行练习吸吮
5. 非营养性吸吮

1. 整个过程持续 15min
2. 根据患儿耐受程度，每日干预 1 次，连续 10 天

观察与记录
观察记录患儿表现并最终过渡到经口喂养

图 93　早产儿袋鼠式护理技术

操作流程	要点说明

核对
家长身份、患儿床号、住院号、姓名

→ 至少同时使用两种身份识别方式，患儿使用双腕带

准备
1. 用物准备：躺椅、脚凳、镜子及保暖用物、屏风
2. 环境准备：室温 24～26℃，轻柔的音乐
3. 父/母亲准备：①穿着轻松；②入病房前洗手；③身体健康、精神良好、无感冒或腹泻、身上（前胸）无疹子或破皮
4. 新生儿准备：①完成其他治疗，执行操作的最佳时机为两顿进食中间；②更换尿布；③做好患儿的保暖工作：戴帽子、穿袜子

→
1. 躺椅舒适，有靠背及扶手的
2. 隐秘且独立的空间，无条件单独房间时使用屏风遮挡
3. 可以放一些轻柔的音乐，帮助父母亲和患儿更放松

评估
1. 患儿情况，包括孕周、体重、呼吸支持、喂养情况等。生命体征不稳定时，不能实施 KMC
2. 家长情况

告知
实施 KMC 的注意事项

实施
1. 引导家长至床边，斜靠于躺椅上
2. 解开父/母亲衣服的前襟，露出胸口皮肤
3. 脱去患儿的衣服
4. 将患儿双臂双腿屈曲直立紧贴在家长胸前，充分皮肤接触。患儿头戴帽子偏向一侧，保持气道通畅，注意保暖
5. 父/母亲再以袋鼠围兜或毛毯环抱固定新生儿的背部
6. 整理患儿的管道，包括呼吸机、血管通路等
7. 监测患儿的情况，并提供父/母亲所需要的协助。提供小镜子，观察患儿面部情况
8. 操作后：①将患儿抱入暖箱，予舒适的体位；②测量体温，密切观察新生儿生命征象及反应；③整理环境、用物、记录；④与家长预约下次时间

→
1. 避开有通风口的地方，避免患儿体温散失过快
2. 父/母亲生病时先暂停进行：若有感冒、发热或肠胃不适等感染症状则须暂停，以免传染给患儿
3. 将尿布包裹的区域尽可能地减少，增加皮肤接触面积
4. 实施时，鼓励家长与患儿说话，给予轻柔的抚触

观察与记录
1. 实施期间注意监测患儿情况。若患儿任何时候有不舒服的状况，都要马上终止
2. 初次可从 10～15min 开始，之后根据耐受情况逐渐增加时间，至父母及患儿都满意
3. 患儿如存在肤色改变、气促、呼吸暂停、心搏过缓等症状时，暂停 KMC

图94 产后出血急救技术

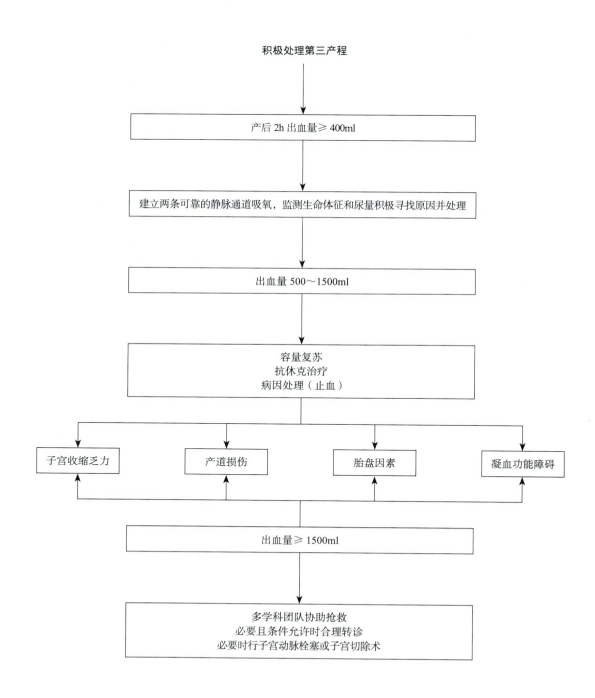

积极处理第三产程

↓

产后 2h 出血量 ≥ 400ml

↓

建立两条可靠的静脉通道吸氧，监测生命体征和尿量积极寻找原因并处理

↓

出血量 500～1500ml

↓

容量复苏
抗休克治疗
病因处理（止血）

子宫收缩乏力 　 产道损伤 　 胎盘因素 　 凝血功能障碍

出血量 ≥ 1500ml

↓

多学科团队协助抢救
必要且条件允许时合理转诊
必要时行子宫动脉栓塞或子宫切除术

图 95　脐带脱垂急救技术

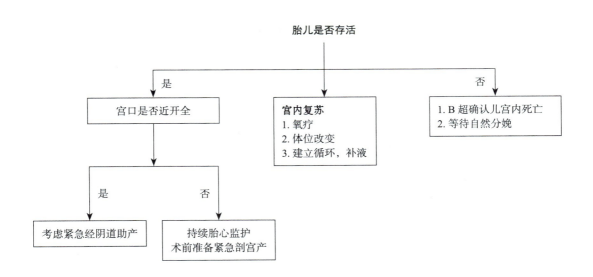

图 96　肩难产急救技术

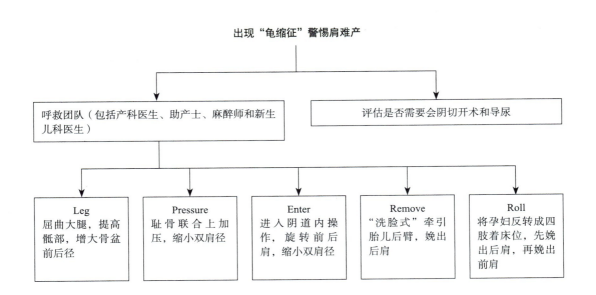

图 97 子痫急救技术

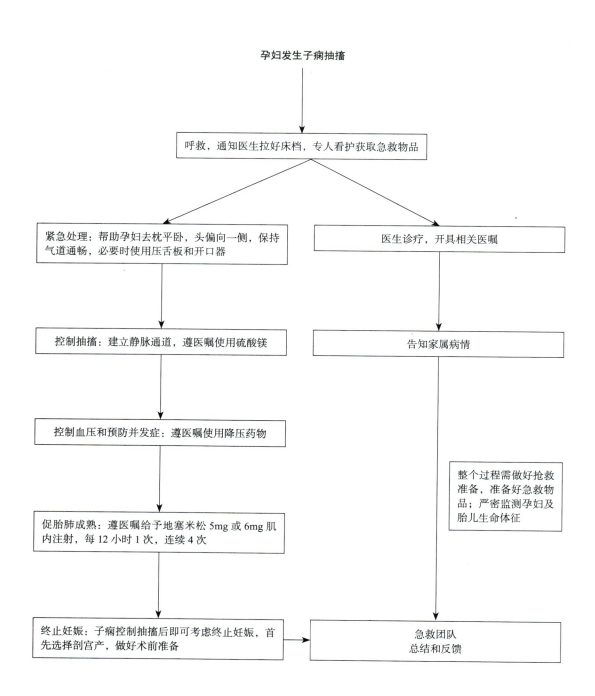

孕妇发生子痫抽搐

↓

呼救，通知医生拉好床档，专人看护获取急救物品

紧急处理：帮助孕妇去枕平卧，头偏向一侧，保持气道通畅，必要时使用压舌板和开口器

控制抽搐：建立静脉通道，遵医嘱使用硫酸镁

控制血压和预防并发症：遵医嘱使用降压药物

促胎肺成熟：遵医嘱给予地塞米松 5mg 或 6mg 肌内注射，每 12 小时 1 次，连续 4 次

终止妊娠：子痫控制抽搐后即可考虑终止妊娠，首先选择剖宫产，做好术前准备

医生诊疗，开具相关医嘱

告知家属病情

整个过程需做好抢救准备，准备好急救物品；严密监测孕妇及胎儿生命体征

急救团队
总结和反馈

图 98　孕妇心肺复苏急救技术

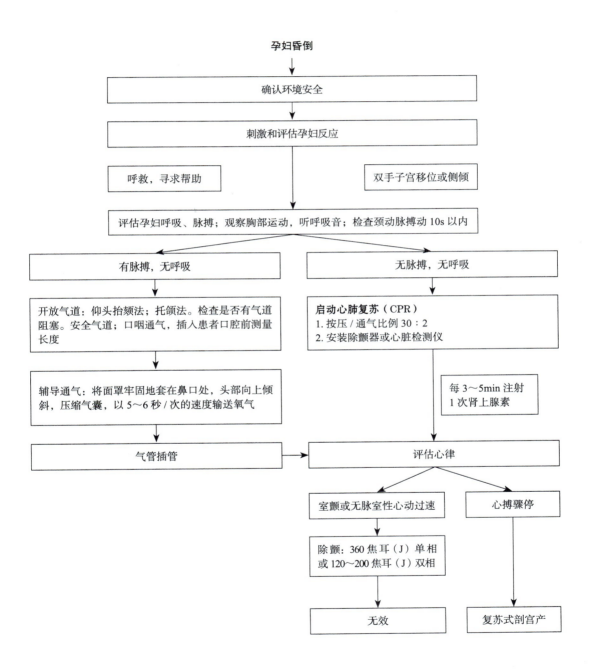

孕妇昏倒

确认环境安全

刺激和评估孕妇反应

呼救，寻求帮助　　　　　　　双手子宫移位或侧倾

评估孕妇呼吸、脉搏；观察胸部运动，听呼吸音；检查颈动脉搏动 10s 以内

有脉搏，无呼吸　　　　　　　无脉搏，无呼吸

开放气道：仰头抬颏法；托颌法。检查是否有气道阻塞。安全气道；口咽通气，插入患者口腔前测量长度

启动心肺复苏（CPR）
1. 按压 / 通气比例 30：2
2. 安装除颤器或心脏检测仪

辅导通气：将面罩牢固地套在鼻口处，头部向上倾斜，压缩气囊，以 5～6 秒 / 次的速度输送氧气

每 3～5min 注射 1 次肾上腺素

气管插管

评估心律

室颤或无脉室性心动过速　　　　心搏骤停

除颤：360 焦耳（J）单相或 120～200 焦耳（J）双相

无效　　　　　　复苏式剖宫产

103

图 99　新生儿复苏急救技术

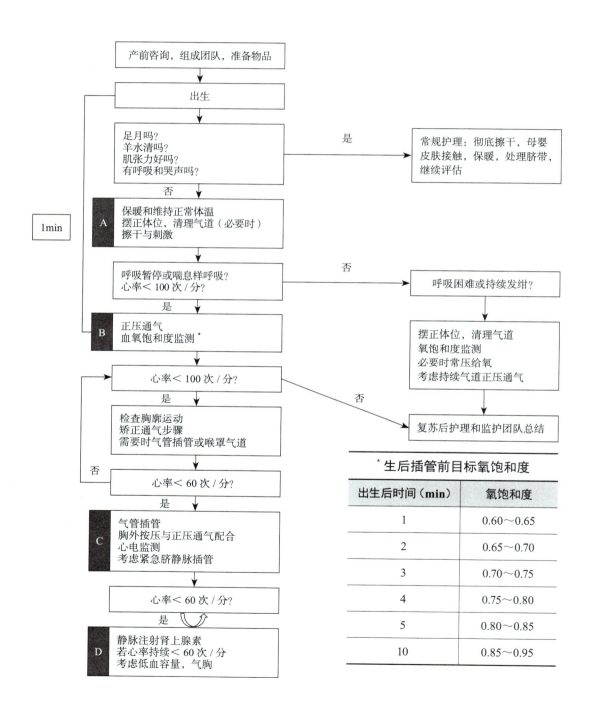

*生后插管前目标氧饱和度	
出生后时间（min）	氧饱和度
1	0.60～0.65
2	0.65～0.70
3	0.70～0.75
4	0.75～0.80
5	0.80～0.85
10	0.85～0.95

图 100 紧急剖宫产的助产配合

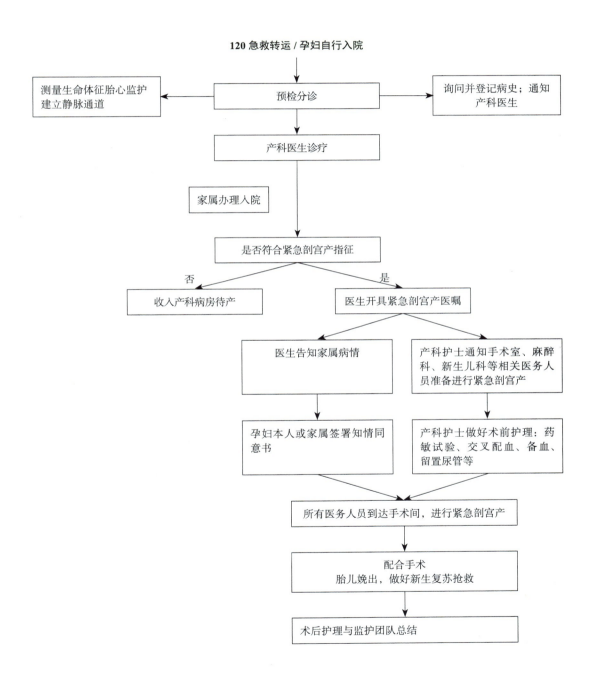

图 101 经穴推拿技术

操作流程　　　　　　　　　　　　　　　　　要点说明

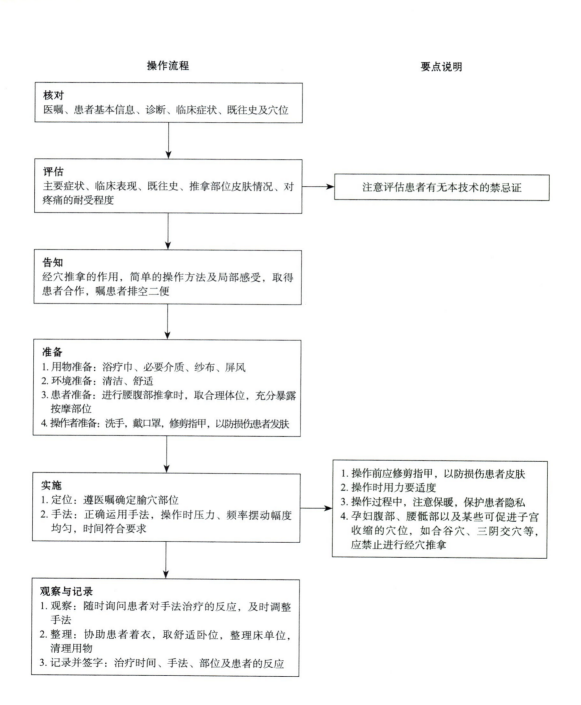

核对
医嘱、患者基本信息、诊断、临床症状、既往史及穴位

评估
主要症状、临床表现、既往史、推拿部位皮肤情况、对疼痛的耐受程度

注意评估患者有无本技术的禁忌证

告知
经穴推拿的作用，简单的操作方法及局部感受，取得患者合作，嘱患者排空二便

准备
1.用物准备：浴疗巾、必要介质、纱布、屏风
2.环境准备：清洁、舒适
3.患者准备：进行腰腹部推拿时，取合理体位，充分暴露按摩部位
4.操作者准备：洗手，戴口罩，修剪指甲，以防损伤者发肤

实施
1.定位：遵医嘱确定腧穴部位
2.手法：正确运用手法，操作时压力、频率摆动幅度均匀，时间符合要求

1.操作前应修剪指甲，以防损伤患者皮肤
2.操作时用力要适度
3.操作过程中，注意保暖，保护患者隐私
4.孕妇腹部、腰骶部以及某些可促进子宫收缩的穴位，如合谷穴、三阴交穴等，应禁止进行经穴推拿

观察与记录
1.观察：随时询问患者对手法治疗的反应，及时调整手法
2.整理：协助患者着衣，取舒适卧位，整理床单位，清理用物
3.记录并签字：治疗时间、手法、部位及患者的反应

图 102　穴位敷贴技术

<table>
<tr><td align="center">**操作流程**</td><td align="center">**要点说明**</td></tr>
</table>

核对
医嘱、患者基本信息、诊断、临床症状、既往史及穴位

评估
主要症状、既往史及有无黏胶类敷料过敏史、敷药部位的皮肤情况等 → 注意评估患者有无此技术的禁忌证

告知
穴位敷贴的作用、简单的操作方法，取得患者合作

准备
1. 用物准备：治疗盘，棉纸或薄胶纸，0.9%生理盐水棉球，遵医嘱配制的药物，压舌板，无菌棉垫或纱布，胶布或绷带；必要时备屏风、毛毯
2. 环境准备：清洁、舒适
3. 患者准备：根据敷药部位，取适宜的体位，充分暴露患处，必要时屏风遮挡
4. 操作者准备：洗手，戴口罩

实施
1. 清洁及观察皮肤：取下原敷料，以0.9%生理盐水或温水擦洗皮肤上的药渍，观察创面情况及敷药效果
2. 摊药：根据敷药面积，取大小合适的绵纸或薄胶纸，用压舌板将所需药物均匀的平摊于棉纸上或薄胶纸上，厚薄适中
3. 敷贴：将以摊好药物的绵纸或薄胶纸四周反折后敷于患处，以免药物受热溢出污染衣物

观察与记录
1. 观察：观察敷贴局部皮肤有无过敏情况，询问患者有无不适
2. 整理：擦净局部皮肤，协助患者着衣，安排舒适体位，整理床单位，清理用物
3. 记录并签字：记录所敷药物、时间、部位及皮肤情况

1. 每位患者要进食30min后才能进行操作，不可空腹、过饱、过饥
2. 孕妇的脐部、腹部、腰骶部及某些敏感穴位，如合谷穴、三阴交等处都不宜敷贴，以免局部刺激引起流产
3. 药物应均匀涂抹于绵纸中央，厚薄一般以0.2～0.5cm为宜，覆盖敷料大小适宜
4. 敷贴部位应交替使用，不宜单个部位连续敷贴
5. 除拔毒膏外，患处有红肿及溃烂时不宜敷贴药物，以免发生化脓性感染
6. 对于残留在皮肤上的药物不宜采用肥皂或刺激性物品擦洗
7. 使用敷药后，如出现红疹、瘙痒、水疱等过敏现象，应暂停使用，报告医师，配合处理

图 103 耳穴贴压技术

<table>
<tr><td align="center">操作流程</td><td align="center">要点说明</td></tr>
</table>

核对
医嘱、患者基本信息、诊断、临床症状、既往史及穴位、是否妊娠

评估
主要症状、既往史、是否妊娠、对疼痛的耐受程度、有无胶布过敏及耳部皮肤情况等 ────▶ 注意评估患者有无此技术的禁忌证

告知
耳穴贴压的作用、简单的操作方法及局部感觉，取得患者合作

准备
2. 环境准备：清洁、舒适
1. 用物准备：治疗盘、王不留行或莱菔子等丸状物、胶布、75% 酒精、棉签、探棒、止血钳或镊子、弯盘、污物碗，必要时可备耳穴模型
3. 患者准备：取合理、舒适体位，充分暴露耳部皮肤
4. 操作者准备：洗手，戴口罩

实施
1. 探查穴位：遵医嘱核对穴位。手持探棒自上而下在选区内寻找耳穴的敏感点，同时询问患者有无热、麻、胀、痛的"得气"感觉
2. 消毒皮肤：75% 酒精自上而下、由内到外、从前到后消毒耳部皮肤
3. 穴位贴压：将药丸黏附在 0.7cm × 0.7cm 大小的胶布中央，用止血钳或镊子夹住贴敷于选好耳穴的部位上，并给予适当按压，并询问患者有无"得气"感觉

要点说明：
1. 耳郭局部有炎症、冻疮或表面皮肤有溃破者、有习惯性流产史的孕妇不宜施行
2. 耳穴贴压每次选择一侧耳穴，双侧耳穴轮流使用。夏季易出汗，留置时间 1～3 天，冬季留置 3～7 天
3. 观察患者耳部皮肤情况，留置期间应防止胶布脱落或污染；对普通胶布过敏者改用脱敏胶布
4. 患者侧卧位耳部感觉不适时，可适当调整

观察与记录
1. 观察及询问：观察患者局部皮肤，询问患者有无不适
2. 告知整理：在耳穴贴压期间，每日自行按压 3～5 次，每次每穴 1～2min；耳穴贴压脱落后应通知护士；协助患者取舒适卧位，整理床单位，处理用物：弯盘、探针、止血钳或镊子使用 75% 酒精擦拭
3. 记录并签名

图 104　穴位注射技术

操作流程

要点说明

核对
医嘱、患者基本信息、诊断及穴位

评估
主要症状、既往史、药物过敏史、是否妊娠、注射部位皮肤情况、对疼痛的耐受程度及合作程度等

注意评估患者有无此技术的禁忌证

告知
穴位注射的作用、简单的操作方法及局部感觉，嘱患者排空二便

准备
1. 用物准备：治疗盘、药物、一次性注射器、无菌棉签、皮肤消毒剂、污物碗、利器盒；遵医嘱配制药液
2. 环境准备：清洁、舒适
3. 患者准备：协助患者取舒适体位，暴露局部皮肤，注意保暖
4. 操作者准备：洗手，戴口罩

实施
1. 选区穴位：遵医嘱取穴，通过询问患者感受确定穴位的准确位置
2. 常规消毒皮肤：皮肤消毒剂沿注射部位由内向外消毒，范围＞5cm
3. 注入药液：再次核对医嘱，排气；一手绷紧皮肤，另一手持注射器，对准穴位快速刺入皮下，然后用针刺手法将针身推至一定深度，上下提插至患者有酸胀等"得气"感应后，回抽无回血，即可将药物缓慢推入；注射过程中观察患者是否有晕针、弯针、折针等情况
4. 注射完毕：迅速拔针，用无菌棉签按压针孔片刻

1. 局部皮肤有感染、瘢痕、有出血倾向及高度水肿者不宜进行注射
2. 孕妇下腹部及腰骶部穴位不宜进行注射
3. 严格执行"三查七对"及无菌操作规程
4. 遵医嘱配制药物剂量，注意配伍禁忌
5. 注意针刺角度，观察有无回血。避开血管丰富部位，避免药液注入血管内，患者有触电感时针体往外退出少许后再进行注射
6. 注药物患者如出现不适症状时，应立即停止注射并观察病情变化

观察与记录
1. 观察：观察患者用药后症状改善情况，安置舒适体位
2. 整理：整理用物，洗手
3. 记录并签名：注射穴位、药物、药量等

图 105 腕踝针技术

操作流程

核对
医嘱、患者基本信息、诊断及穴位

评估
主要症状、既往史、药物过敏史、是否妊娠、注射部位皮肤情况、对疼痛的耐受程度及合作程度等 → 注意评估患者有无此技术的禁忌证

告知
腕踝针的作用、简单的操作方法及局部感觉，嘱患者排空二便

准备
1.用物准备：治疗盘、无菌针具、无菌棉签、皮肤消毒剂、污物碗、利器盒
2.环境准备：清洁、舒适
3.患者准备：协助患者取舒适体位，暴露局部皮肤，注意保暖
4.操作者准备：洗手、戴口罩

实施
1.选区穴位：遵医嘱取穴，通过询问患者感受确定穴位的准确位置
2.常规消毒皮肤：皮肤消毒剂沿注射部位由内向外消毒，范围＞5cm
3.实施针刺
  (1) 再次核对医嘱；
  (2) 针刺步骤：①进针（持针手势、针尖过皮、针刺进皮下）；②调针；③留针；④拔针
4.针刺完毕：迅速拔针，用无菌棉签按压针孔片刻

观察与记录
1.观察：观察患者用药后症状改善情况，安置舒适体位
2.整理：整理用物，洗手
3.记录并签名：针刺穴位、针刺次数等

要点说明

腕踝针的不良反应
1.皮下出血：腕和踝是活动较多的部位，又处于四肢末端，血液供应丰富，皮下静脉网多。皮下脂肪层薄者较粗静脉血管尚能看清，针刺时可尽量避开，但脂肪层较厚者皮下血管多不易辨认，难免伤及血管出现皮下出血，不过可以减少
2.晕针：虽属偶见，因其出现较迅速且有时表现严重，故要注意防范及时处理。晕针易发于个别敏感患者，以青年女性较多，多在针腕部时出现。晕针的发生主要与椎基底动脉发生痉挛引起一时性脑干缺血有关，患者先感头晕、恶心、耳鸣、视力模糊或眼前发黑、面色变苍白、出冷汗，继之呼吸表浅、口唇发绀、不能立站而倒地，处于休克状态。此时应立即拔针让患者平卧，解开衣领，注意血压变化。有时再针两侧上1能使晕针迅速解除

图 106　悬灸技术

操作流程　　　　　　　　　　　　　　　　要点说明

```
┌─────────────────────────────────────┐
│ 核对                                 │
│ 医嘱、患者基本信息、诊断、临床症状、既往史、施灸 │
│ 方法及穴位                           │
└─────────────────────────────────────┘
              ↓
┌─────────────────────────────────────┐        ┌──────────────────────────┐
│ 评估                                 │        │ 注意评估患者有无此技术的禁忌证 │
│ 环境温度、主要症状既往史、有无出血病史或出血倾 │───────→│                          │
│ 向、艾绒过敏史或哮喘病史及是否妊娠。患者体质及 │        └──────────────────────────┘
│ 施灸处皮肤情况                       │
└─────────────────────────────────────┘
              ↓
┌─────────────────────────────────────┐
│ 告知                                 │
│ 悬灸的作用、简单的操作方法及局部感觉，取得患者 │
│ 合作，嘱患者排空二便                 │
└─────────────────────────────────────┘
              ↓
┌─────────────────────────────────────┐
│ 准备                                 │
│ 1.用物准备：艾炷、治疗盘、打火机、酒精灯、弯盘、 │
│   小口瓶、纱布、计时器、必要时备浴巾及屏风   │
│ 2.环境准备：清洁、舒适               │
│ 3.患者准备：取合理体位，充分暴露施灸部位，注意 │
│   保暖                               │
│ 4.操作者准备：洗手，戴口罩           │
└─────────────────────────────────────┘
              ↓
┌─────────────────────────────────────┐
│ 实施                                 │
│ 施灸：再次核对患者，进行施灸。手持艾炷，将点燃 │
│ 的一端对准施灸穴位，随时弹去艾灰，灸至局部皮肤 │
│ 出现红晕                             │
└─────────────────────────────────────┘
              ↓
┌─────────────────────────────────────┐
│ 观察与记录                           │
│ 1.观察及询问：观察患者局部皮肤及病情变化，询问 │
│   患者有无不适                       │
│ 2.告知患者：注意保暖，避免复感风寒，饮食清淡 │
│ 3.整理：协助患者取舒适卧位，整理床单位、处理用物 │
│ 4.记录并签名：治疗时间，部位，患者皮肤情况   │
└─────────────────────────────────────┘
```

要点说明（右侧框）：

1. 大血管处、孕妇腹部和腰骶部、皮肤感染、溃疡、瘢痕处，有出血倾向者不宜施灸。空腹或餐后 1h 左右不宜施灸
2. 一般情况下，施灸顺序自上而下，先头身，后四肢
3. 施灸时防止艾灰脱落烧伤皮肤或烧坏衣物
4. 注意观察皮肤情况，对糖尿病、肢体麻木及感觉迟钝的患者，尤应注意防止烧伤
5. 如局部出现小水疱，无须处理，自行吸收；水疱较大，可用无菌注射器抽吸疱液，用无菌纱布覆盖

图 107　隔物灸技术

操作流程　　　　　　　　　　　　　　　　　　　　要点说明

核对
医嘱、患者基本信息、诊断、临床症状、既往史、施灸
方法及穴位

评估
环境温度、主要症状既往史、有无出血病史或出血倾向、
艾绒过敏史或哮喘病史及是否妊娠。患者体质及施灸处
皮肤情况

注意评估患者有无此技术的禁忌证

告知
隔物灸的作用、简单的操作方法及局部感觉，取得患
者合作。艾灸后局部皮肤可能出现小水疱，无须处理，
可自行吸收。如水疱较大，遵医嘱处理，嘱患者排空
二便

准备
1.用物准备：艾柱、治疗盘、间隔物、打火机、酒精灯、
　镊子、弯盘、纱布、必要时备浴巾、屏风
2.环境准备：清洁、舒适
3.患者准备：取合理体位，充分暴露施灸部位，注意保暖
4.操作者准备：洗手，戴口罩

1.大血管处、孕妇腹部和腰骶部、有出血
　倾向者不宜施灸
2.一般情况下，施灸顺序自上而下，先头
　身，后四肢
3.防止艾灰脱落烧伤皮肤或烧坏衣物
4.注意皮肤情况，对糖尿病、肢体感觉障
　碍的患者，需谨慎控制施灸强度，防止
　烧伤
5.施灸后，局部出现小水疱，无须处理，
　自行吸收；如水疱较大，可用无菌注射
　器抽吸疱液，并以无菌纱布覆盖

实施
施灸：将间隔物放于穴位，点燃艾柱顶端放于间隔物
上，待燃尽时持续一个艾柱。灰烬过多时及时清理。
以患者感觉温热为度

观察与记录
1.观察及询问：观察患者局部皮肤及病情变化，询问患
　者有无不适，防止艾灰脱落
2.告知患者：注意保暖，饮食清淡
3.整理：艾柱燃尽，取下间隔物，纱布清洁局部皮肤。
　协助患者取舒适卧位，整理床单位、处理用物
4.记录并签名：治疗时间，部位，患者皮肤情况

图 108 拔罐技术

<table>
<tr><th>操作流程</th><th>要点说明</th></tr>
</table>

核对
医嘱、患者基本信息、诊断、临床症状、既往史、操作部位

↓

评估
环境温度、主要症状、病史；对疼痛的耐受程度，患者体质及实施拔罐部位的皮肤情况；病室环境；对拔罐操作的接受程度；凝血机制

→ 注意评估患者有无此技术的禁忌证

↓

告知
拔罐的作用、简单的操作方法、局部感觉及可能出现的意外及处理措施取得患者合作

↓

准备
1. 操作者准备：洗手，戴口罩
2. 环境准备：清洁、舒适
3. 用物准备：治疗盘、罐数个（包括玻璃罐、陶罐、竹罐和真空罐）、润滑剂、止血钳、95% 乙醇棉球、打火机、广口瓶、清洁纱布或自备毛巾，必要时备屏风、毛毯
4. 患者准备：取合理、舒适体位，暴露拔罐部位，注意保暖

↓

实施
拔罐：按拔罐操作方法、手法要求进行操作

↓

观察与记录
1. 观察及询问：观察火罐吸附情况和皮肤颜色，询问患者有无不适，发现异常立即停止操作，通知医生
2. 告知患者：皮肤会出现与罐口相当大小的紫红色瘀斑，为正常表现，数日方可消除，拔火罐的过程中如出现小水疱不必处理，可自行吸收，如水疱较大，护士会做相当处理。拔罐后可饮一杯温开水，夏季拔罐部位忌风扇或空调直吹
3. 整理：协助患者整理衣着，取舒适卧位，整理床单位。处理用物：火罐用含氯消毒液浸泡消毒
4. 记录并签名：拔罐部位、方法、留置时间及患者皮肤情况

要点说明（续）

1. 凝血机制障碍、呼吸衰竭、重度心脏病、严重消瘦、孕妇的腹部、腰骶部及严重水肿等不宜拔罐
2. 拔罐时要选择适当体位和肌肉丰满的部位，骨骼凹凸不平及毛发较多的部位均不适宜
3. 面部拔罐的吸附力不宜过大
4. 拔罐时要根据不同部位选择大小适宜的罐，检查罐口周围是否光滑，罐体有无裂痕
5. 拔罐和留罐中要注意观察患者的反应，患者如有不适感，应立即起罐；严重者可让患者平卧，保暖并饮热水或糖水，产妇可揉内关、合谷、太阳、足三里等穴，孕妇禁揉、三阴交、合谷穴等穴
6. 起罐后，皮肤会出现与罐口相当大小的紫红色瘀斑，为正常表现，数日方可消除，如出现小水疱不必处理，可自行吸收，如水疱较大，消毒局部皮肤后，用注射器吸出液体，覆盖消毒敷料
7. 嘱患者保持体位相对固定；保证罐口光滑无破损；操作中防止点燃后乙醇下滴烫伤皮肤；点燃乙醇棉球后，切勿较长时间停留于罐口及罐内，以免将火罐烧热烫伤皮肤。拔罐过程中注意防火
8. 闪罐：操作手法纯熟，动作轻、快、准；至少选择 3 个口径相同的火罐轮换使用，以免罐口烧热烫伤皮肤
9. 走罐：选用口径较大、罐壁较厚且光滑的玻璃罐；施术部位应面积宽大、肌肉丰厚，如胸背、腰部、腹部、大腿等
10. 留罐：在肌肉薄弱处或吸拔力较强时，则留罐时间不宜过长

图 109　刮痧技术

操作流程　　　　　　　　　　　　　　　　　　要点说明

核对
医嘱、患者基本信息、诊断、临床症状、既往史、刮痧方法、部位

↓

评估
环境温度、主要症状、既往史、是否有出血性疾病、妊娠或月经期、体质及对疼痛的耐受程度、刮痧部位皮肤情况 　→　 注意评估患者有无此技术的禁忌证

↓

告知
刮痧的作用、简单的操作方法及局部感觉，取得患者合作

↓

准备
2. 环境准备：清洁、舒适
1. 用物准备：治疗盘、刮痧板（牛角类、砭石类等刮板或匙），介质（刮痧油、清水、润肤乳等），卷纸、必要时备浴巾、屏风等，检查刮具边缘有无缺损
3. 患者准备：取合理、舒适体位，暴露刮痧部位，注意保暖，清洁皮肤
4. 操作者准备：洗手，戴口罩

↓

实施
刮痧：用刮痧板蘸取适量介质涂抹于刮痧部位。按刮痧操作手法、刮痧顺序、力度及出痧要求进行操作

↓

观察与记录
1. 观察及询问：观察患者局部皮肤颜色变化，询问患者有无不适，调节手法力度
2. 告知患者：刮痧结束后，最好饮用一杯温水，不宜即刻食用生冷食物。出痧后 6～8h 内不宜洗冷水澡；冬季应避免感受风寒；夏季避免风扇、空调直吹刮痧部位
3. 整理：清洁患者局部皮肤，协助患者穿衣，取舒适卧位，整理床单位，处理用物
4. 记录并签名：刮痧时间、部位、出痧效果及患者反应

1. 操作前应了解病情，特别注意下列疾病者不宜进行刮痧，如严重心血管疾病、感染性疾病、极度虚弱、皮肤疖肿包块、皮肤过敏者不宜进行刮痧术
2. 空腹及饱食后不宜进行刮痧术
3. 急性扭挫伤、皮肤出现肿胀破溃者不宜进行刮痧术
4. 刮痧不配合者，如醉酒、精神分裂症、抽搐者不宜进行刮痧术
5. 孕妇的腹部、腰骶部、三阴交、合谷穴等部位不宜进行刮痧术
6. 刮痧过程中若出现头晕、目眩、心慌、出冷汗、面色苍白、恶心欲吐，甚至神昏扑倒等晕刮现象，应立即停止刮痧，取平卧位，立刻通知医生，配合处理

图 110　中药泡洗技术

操作流程

核对
医嘱、患者基本信息、诊断、临床症状、既往史及泡洗部位

评估
环境温度、病室环境、临床表现、既往史、过敏史、是否妊娠及月经期体质、对温度的耐受程度、泡洗部位的皮肤情况等

告知
中药泡洗的作用、简单的操作方法，取得患者配合，嘱患者排空二便

准备
1. 用物准备：治疗盘、药液及泡洗装置、一次性药浴袋、水温计、毛巾、患者服
2. 环境准备：清洁、舒适
3. 患者准备：取合理、舒适体位，暴露泡洗部位，注意保暖
4. 操作者准备：洗手，戴口罩

实施
泡洗：将药液倒入容器内，药液温度保持在40℃左右。遵医嘱进行全身泡洗或局部泡洗，浸泡 30min

观察与记录
1. 观察及询问：观察室温、药液温度是否合适，定时测药温，询问患者有无不适
2. 告知患者：饮用温开水 300～500ml，以补充体液及增加血容量以利于代谢废物的排出
3. 整理：清洁皮肤，擦干，协助患者着衣并取舒适卧位，整理床单位，清理用物
4. 记录并签名：记录泡洗时间、部位及皮肤情况

要点说明

注意评估患者有无此技术的禁忌证

1. 心肺功能障碍，出血性疾病患者禁用
2. 糖尿病、心脑血管病患者慎用
3. 防烫伤，糖尿病、足部皲裂患者的泡洗温度适当降低
4. 泡洗过程中，应关闭门窗，避免患者感受风寒
5. 泡洗过程中护士应加强巡视，注意观察患者的面色、呼吸、汗出等情况，出现头晕、心慌等异常症状，停止泡洗，报告医师

图 111　中药熏蒸技术

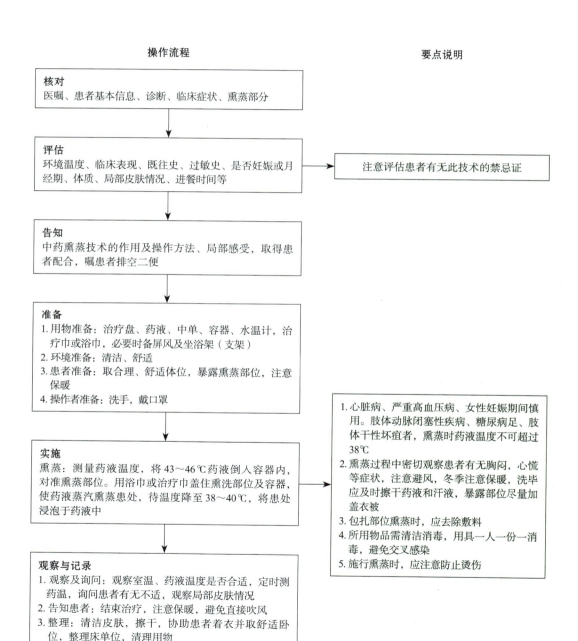

操作流程

核对
医嘱、患者基本信息、诊断、临床症状、熏蒸部分

评估
环境温度、临床表现、既往史、过敏史、是否妊娠或月经期、体质、局部皮肤情况、进餐时间等

告知
中药熏蒸技术的作用及操作方法、局部感受，取得患者配合，嘱患者排空二便

准备
1. 用物准备：治疗盘、药液、中单、容器、水温计，治疗巾或浴巾，必要时备屏风及坐浴架（支架）
2. 环境准备：清洁、舒适
3. 患者准备：取合理、舒适体位，暴露熏蒸部位，注意保暖
4. 操作者准备：洗手，戴口罩

实施
熏蒸：测量药液温度，将43～46℃药液倒入容器内，对准熏蒸部位。用浴巾或治疗巾盖住熏洗部位及容器，使药液蒸汽熏蒸患处，待温度降至38～40℃，将患处浸泡于药液中

观察与记录
1. 观察及询问：观察室温、药液温度是否合适，定时测药温，询问患者有无不适，观察局部皮肤情况
2. 告知患者：结束治疗，注意保暖，避免直接吹风
3. 整理：清洁皮肤，擦干，协助患者着衣并取舒适卧位，整理床单位，清理用物
4. 记录并签名：记录熏蒸时间、部位及皮肤情况

要点说明

注意评估患者有无此技术的禁忌证

1. 心脏病、严重高血压病、女性妊娠期间慎用。肢体动脉闭塞性疾病、糖尿病足、肢体干性坏疽者，熏蒸时药液温度不可超过38℃
2. 熏蒸过程中密切观察患者有无胸闷，心慌等症状，注意避风，冬季注意保暖，洗毕应及时擦干药液和汗液，暴露部位尽量加盖衣被
3. 包扎部位熏蒸时，应去除敷料
4. 所用物品需清洁消毒，用具一人一份一消毒，避免交叉感染
5. 施行熏蒸时，应注意防止烫伤

图 112   中药热熨敷技术

操作流程 | 要点说明

核对
医嘱、患者基本信息、诊断、临床症状、既往史及热熨敷部位

↓

评估
环境温度、主要症状、既往史及药物过敏史、是否妊娠，热熨敷部位的皮肤情况、对热的耐受程度等 → 注意评估患者有无此技术的禁忌证

↓

告知
中药热熨敷的作用、简单的操作方法、时间、出现红肿、丘疹、瘙痒、水疱等情况，及时告知护士。嘱患者排空二便

↓

准备
1. 用物准备：治疗盘、遵医嘱准备药物及器具、凡士林、棉签、纱布袋2个、大毛巾、纱布或纸巾，必要时备屏风、毛毯、温度计等
2. 环境准备：清洁、舒适
3. 患者准备：取合理、舒适体位，暴露熏蒸部位，注意保暖
4. 操作者准备：洗手，戴口罩

↓

实施
药熨：局部涂凡士林，将药袋放到患处或相应穴位处用力来回推熨，每次15～30min。力量要均匀，药袋温度过低时，及时更换药袋或加温

1. 孕妇腹部及腰骶部、大血管处、皮肤破损及炎症、局部感觉障碍处忌用
2. 操作过程中应保持药袋温度，温度过低则需及时更换或加热
3. 药熨温度适宜，一般保持50～60℃，不宜超过70℃，年老、婴幼儿及感觉障碍者，药熨温度不宜超过50℃。操作中注意保暖
4. 药熨过程中应随时听取患者对温度的感受，观察皮肤颜色变化，一旦出现水疱或烫伤时应立即停止，并给予适当处理

↓

观察与记录
1. 观察及询问：观察局部皮肤的颜色情况，询问患者对温度的感受，若出现水疱，立即停止操作，报告医师，及时处理
2. 告知患者：治疗结束，注意保暖，避免直接吹风
3. 整理：擦净局部皮肤，协助患者着衣，安排舒适体位，整理床单位，清理用物
4. 记录并签名：记录治疗时间、部位、温度及局部皮肤情况

图 113　居家产后访视技术

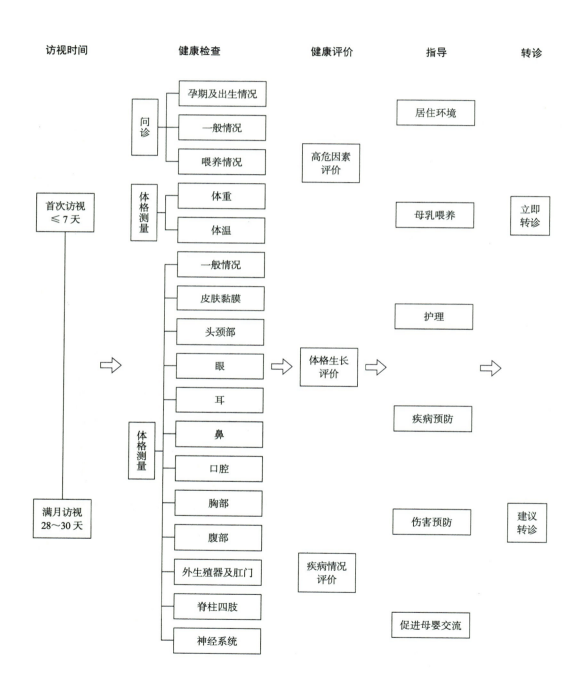

访视时间　　　　　健康检查　　　　　健康评价　　　　指导　　　　　转诊

图114 妊娠期女性性功能评估

操作流程   要点说明

核对
医嘱、患者姓名

↓

评估
1. 患者的精神、心理状态
2. 判断是否能进行评估以及情感相关的问题对婚姻的满意度等

↓

告知
使病人了解性功能评估的目的、方法、临床意义、注意事项及配合要点，取得合作

↓

准备
1. 用物准备：签字笔、中文版女性性功能量表，妊娠期性生活认知调查问卷，妊娠期女性性生活状态问卷，访谈记录本
2. 环境准备：安静、舒适，温湿度适宜，私密性好
3. 患者准备：了解性功能评估的目的、方法、临床意义、注意事项及配合要点，做好充分的心理准备
4. 操作者准备：洗手，戴口罩

↓

实施方法
1. 排除性功能评估禁忌证
2. 信息采集：主要通过访谈获取相关病史，情感相关问题评价以及心理检查等
3. 自我评定问卷：患者填写中文版女性性功能量表、妊娠期性生活认知调查问卷、妊娠期女性性生活状况问卷
4. 整理与记录：对妊娠期女性自我评定问卷及访谈资料进行分析整理，并做好记录

→
1. 性功能评估前一天晚上需早睡，保证充足的睡眠
2. 性功能评估之前，一定要做好心理准备，及时放松与调整紧张心态，缓和与消除焦虑不安的情绪

↓

观察与记录
密切观察，若结果出现异常，应考虑进一步的检查，并做好记录

→
1. 盆腔及全身检查：盆腔检查有助于明确生殖器的发育和有无器质性病变。另外，还应对心血管，呼吸，运动，神经，直肠及泌尿系统检查
2. 实验室检查：主要包括生殖器血流测定，阴道容积，压力和顺应性测定，阴道湿润度测定、盆底肌张力测定、功能磁共振脑部成像等

119

图 115　哺乳期女性性功能评估

操作流程

核对
医嘱、患者姓名

↓

评估
1. 询问病史，初步检查评估。询问患者基本情况
2. 了解患者的心理反应
3. 了解患者对哺乳期性生活的态度、感受等

↓

告知
重点告知性功能评估的目的、方法、临床意义、注意
事项及配合要点

↓

准备
1. 用物准备：签字笔，产妇性生活质量调查问卷
2. 环境准备：环境舒适，温湿度适宜，私密性好
3. 患者准备：取得患者知情同意
4. 医护人员准备：充分了解评估内容及过程，衣帽整
　 洁，洗手，戴口罩，给患者信任感

↓

实施
1. 排除性功能评估禁忌证
2. 采集相关信息
3. 指导患者填写性生活质量问卷

↓

观察与记录

图 116　宫内节育器放置术

操作流程

核对
医嘱、患者床号和姓名

↓

评估
1. 询问患者基本情况
2. 了解患者的生命体征、妇科检查结果
3. 了解患者的心理状况和合作能力

↓

告知
重点告知宫内节育器放置的目的、方法、注意事项及配合要点

↓

准备
1. 用物准备：合适型号和类型的宫内节育器，手术器械、敷料、消毒用品等
2. 环境准备：环境舒适，温湿度适宜
3. 患者准备：术前 3 天禁止性生活。术前排空膀胱后，取膀胱结石位，消毒外阴，垫双层治疗巾，套裤腿，铺孔巾
4. 术前准备：术者着装整齐，洗手，戴帽子、口罩，戴无菌袖套及手套，助手协助患者体位摆放，观察放置宫内节育器过程中患者情况等

↓

实施
1. 受术者排尿后取膀胱截石位，消毒外阴，铺无菌洞巾
2. 阴道窥镜暴露宫颈后再次消毒，探测宫腔深度
3. 将节育器推送入宫腔底部

↓

观察与记录
重点观察患者生命体征、有无阴道流血

图 117　宫内节育器取出术

操作流程　　　　　　　　　　　　　　　　　　　　　要点说明

核对
医嘱、患者床号和姓名

评估
1. 询问患者基本情况
2. 了解患者的生命体征、超声检查或 X 线检查结果
3. 了解患者的心理状况和合作能力

告知
重点告知宫内节育器取出的目的、方法、注意事项及配合要点

准备
1. 用物准备：取器（宫内节育）包、消毒用品等
2. 环境准备：环境舒适，温湿度适宜
3. 患者准备：取膀胱结石位，消毒外阴，垫双层治疗巾，套裤腿，铺孔巾
4. 术前准备：着装整齐，洗手，戴帽子、口罩，戴无菌袖套及手套，助手协助患者体位摆放，观察取出宫内节育器过程中患者情况等

实施
1. 常规消毒
2. 有尾丝者，用血管钳夹住尾丝轻轻牵引取出；无尾丝者，需在手术室进行，按进宫腔操作程序操作，用取环钩或取环钳将宫内节育器取出

　　　　　　　　　　　　　→　取器困难时可在超声下进行操作，必要时在宫腔镜下取出

观察与记录
重点观察患者有无腹痛、阴道流血等，注意观察可能出现的副反应及并发症。有无面色苍白、呼吸困难，生命体征是否平稳

图 118 激素避孕技术

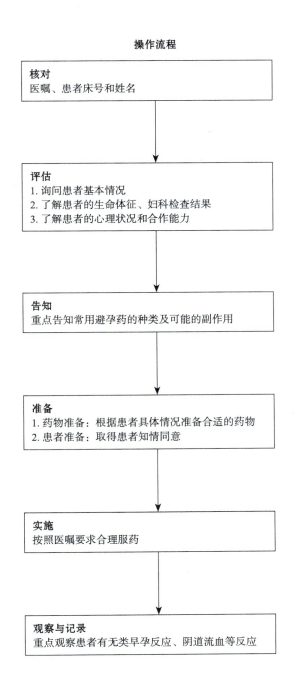

操作流程

核对
医嘱、患者床号和姓名

评估
1. 询问患者基本情况
2. 了解患者的生命体征、妇科检查结果
3. 了解患者的心理状况和合作能力

告知
重点告知常用避孕药的种类及可能的副作用

准备
1. 药物准备：根据患者具体情况准备合适的药物
2. 患者准备：取得患者知情同意

实施
按照医嘱要求合理服药

观察与记录
重点观察患者有无类早孕反应、阴道流血等反应

图 119　药物流产技术

操作流程

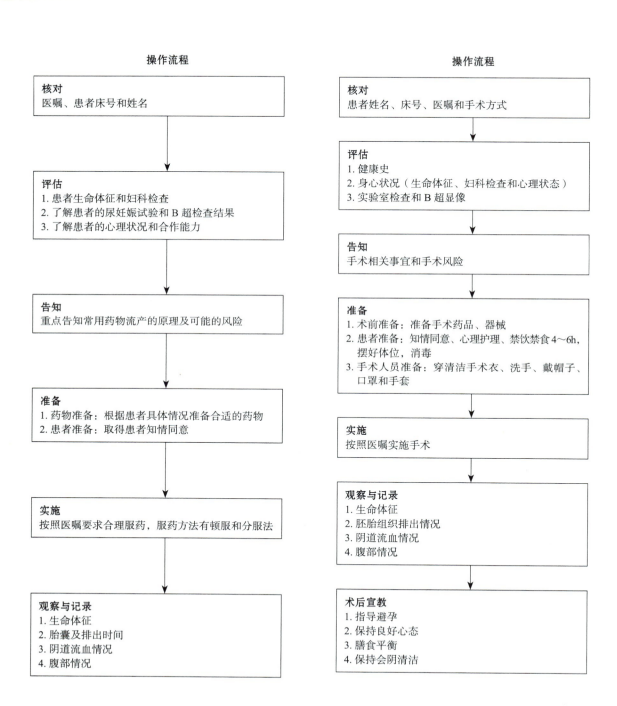

核对
医嘱、患者床号和姓名

↓

评估
1. 患者生命体征和妇科检查
2. 了解患者的尿妊娠试验和 B 超检查结果
3. 了解患者的心理状况和合作能力

↓

告知
重点告知常用药物流产的原理及可能的风险

↓

准备
1. 药物准备：根据患者具体情况准备合适的药物
2. 患者准备：取得患者知情同意

↓

实施
按照医嘱要求合理服药，服药方法有顿服和分服法

↓

观察与记录
1. 生命体征
2. 胎囊及排出时间
3. 阴道流血情况
4. 腹部情况

图 120　手术流产技术

操作流程

核对
患者姓名、床号、医嘱和手术方式

↓

评估
1. 健康史
2. 身心状况（生命体征、妇科检查和心理状态）
3. 实验室检查和 B 超显像

↓

告知
手术相关事宜和手术风险

↓

准备
1. 术前准备：准备手术药品、器械
2. 患者准备：知情同意、心理护理、禁饮禁食4～6h，摆好体位，消毒
3. 手术人员准备：穿清洁手术衣、洗手、戴帽子、口罩和手套

↓

实施
按照医嘱实施手术

↓

观察与记录
1. 生命体征
2. 胚胎组织排出情况
3. 阴道流血情况
4. 腹部情况

↓

术后宣教
1. 指导避孕
2. 保持良好心态
3. 膳食平衡
4. 保持会阴清洁

图 121 依沙吖啶引产

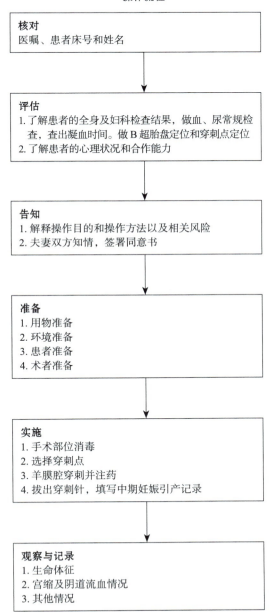

操作流程

核对
医嘱、患者床号和姓名

评估
1. 了解患者的全身及妇科检查结果,做血、尿常规检查,查出凝血时间。做 B 超胎盘定位和穿刺点定位
2. 了解患者的心理状况和合作能力

告知
1. 解释操作目的和操作方法以及相关风险
2. 夫妻双方知情,签署同意书

准备
1. 用物准备
2. 环境准备
3. 患者准备
4. 术者准备

实施
1. 手术部位消毒
2. 选择穿刺点
3. 羊膜腔穿刺并注药
4. 拔出穿刺针,填写中期妊娠引产记录

观察与记录
1. 生命体征
2. 宫缩及阴道流血情况
3. 其他情况

图 122 水囊引产

操作流程   要点说明

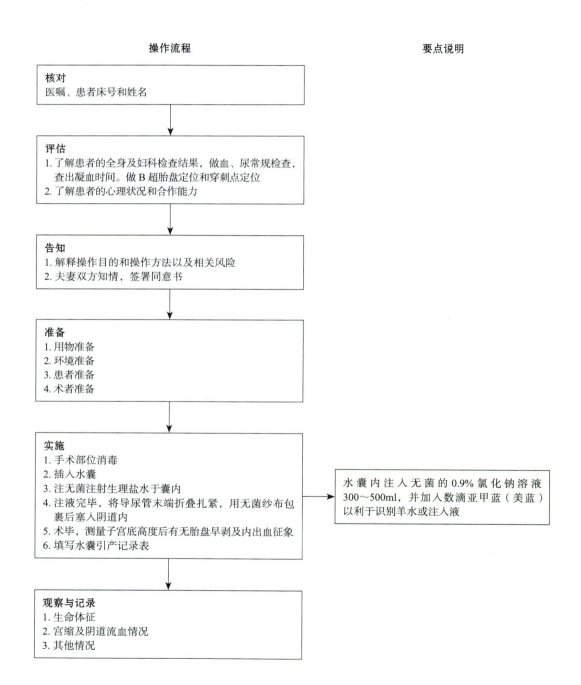

核对
医嘱、患者床号和姓名

评估
1. 了解患者的全身及妇科检查结果，做血、尿常规检查，查出凝血时间。做 B 超胎盘定位和穿刺点定位
2. 了解患者的心理状况和合作能力

告知
1. 解释操作目的和操作方法以及相关风险
2. 夫妻双方知情，签署同意书

准备
1. 用物准备
2. 环境准备
3. 患者准备
4. 术者准备

实施
1. 手术部位消毒
2. 插入水囊
3. 注无菌注射生理盐水于囊内
4. 注液完毕，将导尿管末端折叠扎紧，用无菌纱布包裹后塞入阴道内
5. 术毕，测量子宫底高度后有无胎盘早剥及内出血征象
6. 填写水囊引产记录表

水囊内注入无菌的 0.9% 氯化钠溶液 300～500ml，并加入数滴亚甲蓝（美蓝）以利于识别羊水或注入液

观察与记录
1. 生命体征
2. 宫缩及阴道流血情况
3. 其他情况

图 123　经腹输卵管结扎术

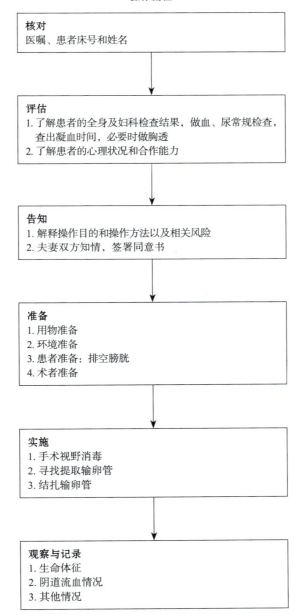

操作流程

核对
医嘱、患者床号和姓名

评估
1. 了解患者的全身及妇科检查结果，做血、尿常规检查，查出凝血时间，必要时做胸透
2. 了解患者的心理状况和合作能力

告知
1. 解释操作目的和操作方法以及相关风险
2. 夫妻双方知情，签署同意书

准备
1. 用物准备
2. 环境准备
3. 患者准备：排空膀胱
4. 术者准备

实施
1. 手术视野消毒
2. 寻找提取输卵管
3. 结扎输卵管

观察与记录
1. 生命体征
2. 阴道流血情况
3. 其他情况

图 124　腹腔镜输卵管绝育术

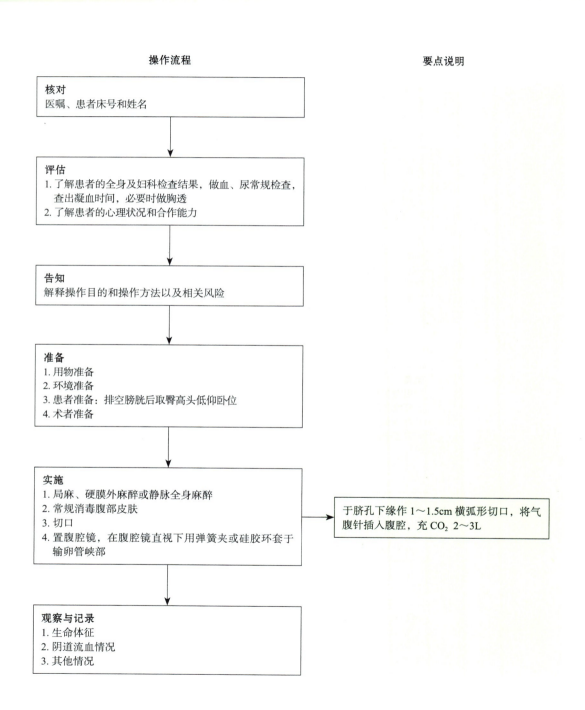

操作流程　　　　　　　　　　　　　　　　要点说明

核对
医嘱、患者床号和姓名

评估
1. 了解患者的全身及妇科检查结果，做血、尿常规检查，查出凝血时间，必要时做胸透
2. 了解患者的心理状况和合作能力

告知
解释操作目的和操作方法以及相关风险

准备
1. 用物准备
2. 环境准备
3. 患者准备：排空膀胱后取臀高头低仰卧位
4. 术者准备

实施
1. 局麻、硬膜外麻醉或静脉全身麻醉
2. 常规消毒腹部皮肤
3. 切口
4. 置腹腔镜，在腹腔镜直视下用弹簧夹或硅胶环套于输卵管峡部

　　　　于脐孔下缘作 1～1.5cm 横弧形切口，将气腹针插入腹腔，充 CO_2 2～3L

观察与记录
1. 生命体征
2. 阴道流血情况
3. 其他情况

表 1 孕产妇妊娠风险评估表

评估分级	孕产妇相关情况
绿色 （低风险）	孕妇基本情况良好，未发现妊娠合并症、并发症

黄色
（一般风险）
	• **基本情况**
	➤年龄≥35岁或≤18岁
	➤BMI＞25或＜18.5
	➤生殖道畸形
	➤骨盆狭小
	➤不良孕产史（各类流产≥3次、早产、围产儿死亡、出生缺陷、异位妊娠、滋养细胞疾病等）
	➤瘢痕子宫
	➤子宫肌瘤或卵巢囊肿≥5cm
	➤盆腔手术史
	➤辅助生殖妊娠
	• **孕产期合并症**
	➤心脏病（经心内科诊治无须药物治疗、心功能正常）
	  – 先天性心脏病（不伴有肺动脉高压的房间隔缺损、室间隔缺损、动脉导管未闭；法洛四联症修补术后无残余心脏结构异常等）
	  – 心肌炎后遗症
	  – 心律失常
	  – 无合并症的轻度的肺动脉狭窄和二尖瓣脱垂
	➤呼吸系统疾病：经呼吸内科诊治无须药物治疗、肺功能正常
	➤消化系统疾病：肝炎病毒携带（表面抗原阳性、肝功能正常）
	➤泌尿系统疾病：肾脏疾病（目前病情稳定肾功能正常）
	➤内分泌系统疾病：无须药物治疗的糖尿病、甲状腺疾病、垂体泌乳素瘤等
	➤血液系统疾病
	  – 妊娠合并血小板减少（PLT $50\sim100\times10^9$/L）但无出血倾向
	  – 妊娠合并贫血（Hb 60～110g/L）
	➤神经系统疾病：癫痫（单纯部分性发作和复杂部分性发作），重症肌无力（眼肌型）等
	➤免疫系统疾病：无须药物治疗（如系统性红斑狼疮、IgA肾病、类风湿关节炎、干燥综合征、未分化结缔组织病等）
	➤尖锐湿疣、淋病等性传播疾病
	➤吸毒史
	➤其他
	• **孕产期并发症**
	➤双胎妊娠
	➤先兆早产
	➤胎儿宫内生长受限
	➤巨大儿

评估分级	孕产妇相关情况
	➤ 妊娠期高血压疾病（除外红、橙色） ➤ 妊娠期肝内胆汁淤积症 ➤ 胎膜早破 ➤ 羊水过少 ➤ 羊水过多 ➤ ≥ 36 周胎位不正 ➤ 低置胎盘 ➤ 妊娠剧吐
橙色 （较高风险）	• **基本情况** ➤ 年龄 ≥ 40 岁 ➤ BMI ≥ 28 • **孕产期合并症** ➤ 较严重心血管系统疾病 　– 心功能Ⅱ级，轻度左心功能障碍或 EF40%～50% 　– 需药物治疗的心肌炎后遗症、心律失常等 　– 瓣膜性心脏病（轻度二尖瓣狭窄瓣口 > 1.5cm²，主动脉瓣狭窄跨瓣压差 < 50mmHg，无合并症的轻度肺动脉狭窄，二尖瓣脱垂，二叶式主动脉瓣疾病，Marfan 综合征无主动脉扩张） 　– 主动脉疾病（主动脉直径 < 45mm），主动脉缩窄矫治术后 　– 经治疗后稳定的心肌病 　– 各种原因的轻度肺动脉高压（< 50mmHg） 　– 其他 ➤ 呼吸系统疾病 　– 哮喘 　– 脊柱侧弯 　– 胸廓畸形等伴轻度肺功能不全 ➤ 消化系统疾病 　– 原因不明的肝功能异常 　– 仅需要药物治疗的肝硬化、肠梗阻、消化道出血等 ➤ 泌尿系统疾病：慢性肾脏疾病伴肾功能不全代偿期（肌酐超过正常值上限） ➤ 内分泌系统疾病 　– 需药物治疗的糖尿病、甲状腺疾病、垂体泌乳素瘤 　– 肾性尿崩症（尿量超过 4000ml/d）等 ➤ 血液系统疾病 　– 血小板减少（PLT 30～50×10⁹/L） 　– 重度贫血（Hb 40～60g/L） 　– 凝血功能障碍无出血倾向 　– 易栓症（如抗凝血酶缺陷症、蛋白 C 缺陷症、蛋白 S 缺陷症、抗磷脂综合征、肾病综合征等）

（续表）

评估分级	孕产妇相关情况
	➤ 免疫系统疾病：应用小剂量激素（如泼尼松 5～10mg/d）6 个月以上，无临床活动表现（如系统性红斑狼疮、重症 IgA 肾病、类风湿关节炎、干燥综合征、未分化结缔组织病等） ➤ 恶性肿瘤治疗后无转移无复发 ➤ 智力障碍 ➤ 精神病缓解期 ➤ 神经系统疾病：癫痫（失神发作）、重症肌无力（病变波及四肢骨骼肌和延脑部肌肉）等 ➤ 其他 • **孕产期并发症** ➤ 三胎及以上妊娠 ➤ Rh 血型不合 ➤ 瘢痕子宫（距末次子宫手术间隔小于 18 个月） ➤ 瘢痕子宫伴中央性前置胎盘或伴有可疑胎盘植入 ➤ 各类子宫手术史（如剖宫产、宫角妊娠、子宫肌瘤挖除术等）≥ 2 次 ➤ 双胎、羊水过多伴发心肺功能减退 ➤ 重度子痫前期、慢性高血压合并子痫前期 ➤ 原因不明的发热 ➤ 产后抑郁症、产褥期中暑、产褥感染等
红色 （高风险）	• **孕产期合并症** ➤ 严重心血管系统疾病 　– 各种原因引起的肺动脉高压（≥ 50mmHg），如房间隔缺损、室间隔缺损、动脉导管未闭等 　– 复杂先天性心脏病（法洛四联症、艾森门格综合征等）和未手术的发绀型心脏病（SpO$_2$ < 90%）；Fontan 循环术后 　– 心脏瓣膜病：瓣膜置换术后，中重度二尖瓣狭窄（瓣口 < 1.5cm^2），主动脉瓣狭窄（跨瓣压差≥ 50mmHg）、Marfan 综合征等 　– 各类心肌病 　– 感染性心内膜炎 　– 急性心肌炎 　– 风心病风湿活动期 　– 妊娠期高血压性心脏病 　– 其他 ➤ 呼吸系统疾病：哮喘反复发作、肺纤维化、胸廓或脊柱严重畸形等影响肺功能者 ➤ 消化系统疾病：重型肝炎、肝硬化失代偿、严重消化道出血、急性胰腺炎、肠梗阻等影响孕产妇生命的疾病 ➤ 泌尿系统疾病：急、慢性肾脏疾病伴高血压、肾功能不全（肌酐超过正常值上限的 1.5 倍）

评估分级	孕产妇相关情况
	➤ 内分泌系统疾病 　– 糖尿病并发肾病V级、严重心血管病、增生性视网膜病变或玻璃体出血、周围神经病变等 　– 甲状腺功能亢进并发心脏病、感染、肝功能异常、精神异常等疾病 　– 甲状腺功能减退引起相应系统功能障碍，基础代谢率小于 –50% 　– 垂体泌乳素瘤出现视力减退、视野缺损、偏盲等压迫症状 　– 尿崩症：中枢性尿崩症伴有明显的多饮、烦渴、多尿症状，或合并有其他垂体功能异常 　– 嗜铬细胞瘤等 ➤ 血液系统疾病 　– 再生障碍性贫血 　– 血小板减少（PLT < 30×10^9/L）或进行性下降或伴有出血倾向 　– 重度贫血（Hb ≤ 40g/L） 　– 白血病 　– 凝血功能障碍伴有出血倾向（如先天性凝血因子缺乏、低纤维蛋白原血症等） 　– 血栓栓塞性疾病（如下肢深静脉血栓、颅内静脉窦血栓等） ➤ 免疫系统疾病活动期，如系统性红斑狼疮（SLE）、重症IgA肾病、类风湿关节炎、干燥综合征、未分化结缔组织病等 ➤ 精神病急性期 ➤ 恶性肿瘤 　– 妊娠期间发现的恶性肿瘤 　– 治疗后复发或发生远处转移 ➤ 神经系统疾病 　– 脑血管畸形及手术史 　– 癫痫全身发作 　– 重症肌无力（病变发展至延脑肌、肢带肌、躯干肌和呼吸肌） ➤ 吸毒 ➤ 其他严重内、外科疾病等 • **孕产期并发症** ➤ 三胎及以上妊娠伴发心肺功能减退 ➤ 凶险性前置胎盘，胎盘早剥 ➤ 红色预警范畴疾病产后尚未稳定
紫色 （孕妇患有传染性疾病）	所有妊娠合并传染性疾病——如病毒性肝炎、梅毒、艾滋病、结核病、重症感染性肺炎、特殊病毒感染（H1N7、寨卡病毒等）

表 2　妊娠压力量表（PPS）

	题 目	无压力	低等程度压力	中等程度压力	重度压力
1	准备婴儿的衣服有困难	0	1	2	3
2	找到一个满意的保姆有困难	0	1	2	3
3	选定坐月子的地方有困难	0	1	2	3
4	很难给孩子取名	0	1	2	3
5	担心重要的他人不能接受孩子	0	1	2	3
6	给婴儿作身体检查有困难	0	1	2	3
7	担心有孩子之后自己被迫放弃工作	0	1	2	3
8	在分娩期间不能安排好家务	0	1	2	3
9	担心得不到足够的心理支持	0	1	2	3
10	决定婴儿喂养方式有困难	0	1	2	3
11	担心婴儿的性别不是期望的那样	0	1	2	3
12	影响性生活	0	1	2	3
13	担心孩子不惹人喜欢	0	1	2	3
14	担心孩子将来的抚养问题	0	1	2	3
15	担心生孩子之后自由的时间会减少	0	1	2	3
16	担心婴儿能否安全分娩	0	1	2	3
17	担心婴儿不正常	0	1	2	3
18	担心自己分娩是否安全	0	1	2	3
19	担心早产	0	1	2	3
20	担心胎儿的体重	0	1	2	3
21	担心分娩可能出现不正常情况或剖腹产	0	1	2	3
22	担心分娩时医生不能及时赶到	0	1	2	3
23	害怕自己疼痛厉害	0	1	2	3
24	担心自己体形改变	0	1	2	3
25	担心自己脸上出现妊娠斑	0	1	2	3

	题　目	无压力	低等程度压力	中等程度压力	重度压力
26	担心自己变得太胖	0	1	2	3
27	担心自己不能控制笨拙的身体	0	1	2	3
28	担心不能照顾好婴儿	0	1	2	3
29	担心有孩子后会影响夫妻感情	0	1	2	3
30	担心不能给孩子提供良好的生活条件	0	1	2	3

表 3　焦虑自评量表（SAS）

	题　目	没有或很少时间	小部分时间	相当多时间	绝大部分或全部时间
1	我觉得比平常容易紧张和着急	1	2	3	4
2	我无缘无故地感到害怕	1	2	3	4
3	我容易心里烦乱或觉得惊恐	1	2	3	4
4	我觉得我可能将要发疯	1	2	3	4
*5	我觉得一切都很好	1	2	3	4
6	我手脚发抖打颤	1	2	3	4
7	我因为头痛、头颈痛和背痛而苦恼	1	2	3	4
8	我感觉容易衰弱和疲乏	1	2	3	4
*9	我觉得心平气和，并且容易安静坐着	1	2	3	4
10	我觉得心跳得很快	1	2	3	4
11	我因为一阵阵头晕而苦恼	1	2	3	4
12	我有晕倒发作或觉得要晕倒似的	1	2	3	4
*13	我吸气呼气都感到很容易	1	2	3	4
14	我手脚麻木和刺痛	1	2	3	4
15	我因为胃痛和消化不良而苦恼	1	2	3	4
16	我常常要小便	1	2	3	4

	题　目	没有或很少时间	小部分时间	相当多时间	绝大部分或全部时间
*17	我的手常常是温暖干燥的	1	2	3	4
18	我脸红发热	1	2	3	4
*19	我容易入睡并且一夜睡得很好	1	2	3	4
20	我做噩梦	1	2	3	4

表 4　抑郁自评量表（SDS）

	题　目	没有或很少时间	小部分时间	相当多时间	绝大部分或者全部时间
1	我觉得闷闷不乐，情绪低沉	1	2	3	4
2	我觉得一天之中早晨最好	1	2	3	4
3	我一阵阵哭出来或觉得想哭	1	2	3	4
4	我晚上睡眠不好	1	2	3	4
5	我吃得跟平时一样多	1	2	3	4
6	我与异性密切接触时和以往一样感到愉快	1	2	3	4
7	我发觉我的体重在下降	1	2	3	4
8	我有便秘的苦恼	1	2	3	4
9	我心跳比平时快	1	2	3	4
10	我无缘无故地感到疲乏	1	2	3	4
11	我的头脑跟平常一样清楚	1	2	3	4
12	我觉得经常做的事情并没有困难	1	2	3	4
13	我觉得不安而平静不下来	1	2	3	4
14	我对将来抱有希望	1	2	3	4
15	我比平常容易生气激动	1	2	3	4
16	我觉得做出决定是容易的	1	2	3	4

	题　目	没有或很少时间	小部分时间	相当多时间	绝大部分或者全部时间
17	我觉得自己是个有用的人，有人需要我	1	2	3	4
18	我的生活过得很有意思	1	2	3	4
19	我认为如果我死了，别人会生活得更好	1	2	3	4
20	平常感兴趣的事情我仍然感兴趣	1	2	3	4

表 5　分娩恐惧量表（CAQ）

	题　目	无恐惧	轻度恐惧	中度恐惧	重度恐惧
1	我害怕自己分娩时失去控制	1	2	3	4
2	我真的害怕分娩的过程	1	2	3	4
3	我做过关于分娩的噩梦	1	2	3	4
4	我害怕在分娩过程中流血过多	1	2	3	4
5	我害怕自己在分娩的过程中不知所措	1	2	3	4
6	我害怕分娩过程中孩子会出现一些意外	1	2	3	4
7	我害怕注射引起的疼痛	1	2	3	4
8	我害怕独自面对分娩过程	1	2	3	4
9	我害怕阴道分娩不顺利，最后还得进行剖宫产	1	2	3	4
10	我害怕孩子的产出过程造成产道撕裂伤	1	2	3	4
11	我害怕分娩过程中孩子受伤害	1	2	3	4
12	我害怕子宫收缩引起的疼痛	1	2	3	4
13	一想到即将来临的分娩我就很难放松下来	1	2	3	4
14	我害怕医院的环境	1	2	3	4
15	我害怕得不到我想要的照顾	1	2	3	4
16	总的来说，我评价自己有关分娩的焦虑	1	2	3	4

表 6　爱丁堡产后抑郁量表（EPDS）

	题　目	从　不	偶　尔	经　常	总　是
1	我开心，也能看到事物有趣的一面	0	1	2	3
2	我对未来保持乐观的态度	0	1	2	3
3	当事情出错时，我毫无必要地责备自己	0	1	2	3
4	我无缘无故地焦虑或担心	0	1	2	3
5	我无缘无故地感到恐惧或惊慌	0	1	2	3
6	事情发展到我无法应付的地步	0	1	2	3
7	我因心情不好而影响睡眠	0	1	2	3
8	我感到悲伤或悲惨	0	1	2	3
9	我因心情不好而哭泣	0	1	2	3
10	我有伤害自己的想法	0	1	2	3

表 7　围产期悲伤量表（PGS）

	题　目	非常同意	基本同意	一　般	基本不同意	非常不同意
1	我感到压抑	1	2	3	4	5
2	我感到很难与某些人相处	1	2	3	4	5
3	我感到内心空虚	1	2	3	4	5
4	我不能正常生活	1	2	3	4	5
5	我需要与人谈论宝宝	1	2	3	4	5
6	失去宝宝我很伤心	1	2	3	4	5
7	我感到恐惧	1	2	3	4	5
8	失去宝宝后我曾经想到过自杀	1	2	3	4	5
9	我靠药物来稳定情绪	1	2	3	4	5
10	我很想念我的宝宝	1	2	3	4	5
11	我从悲伤中慢慢走出来了	1	2	3	4	5

	题　目	非常同意	基本同意	一　般	基本不同意	非常不同意
12	回忆是痛苦的	1	2	3	4	5
13	想起宝宝时我觉得烦躁	1	2	3	4	5
14	想起宝宝我会流泪	1	2	3	4	5
15	想起宝宝我觉得内疚	1	2	3	4	5
16	想起宝宝我觉得身体不适	1	2	3	4	5
17	宝宝离开后我觉得活在危险的世界里没有安全感	1	2	3	4	5
18	我想笑，但却没有值得开心的事	1	2	3	4	5
19	宝宝离开后时间过得很慢	1	2	3	4	5
20	我生命中最好的部分随宝宝去了	1	2	3	4	5
21	我令别人失望	1	2	3	4	5
22	宝宝离开后我觉得生活没有意义	1	2	3	4	5
23	我常常因为宝宝而责备自己	1	2	3	4	5
24	我莫名其妙地对朋友和亲人发脾气	1	2	3	4	5
25	有时我觉得需要专业的咨询来帮助我恢复以往的生活	1	2	3	4	5
26	宝宝离开后我好像丢了魂	1	2	3	4	5
27	宝宝离开后我觉得很孤单	1	2	3	4	5
28	即使在朋友中间，我也与她们很疏远	1	2	3	4	5
29	不去爱就不会受伤	1	2	3	4	5
30	失去宝宝后我很难做决定	1	2	3	4	5
31	我担心我的未来	1	2	3	4	5
32	失去孩子的父母会被看不起	1	2	3	4	5
33	活着真好	1	2	3	4	5

表 8　患者健康问卷抑郁量表（PHQ-9）

	在过去的两周内，以下情况烦扰您有多频繁	完全不会	几 天	一半天数以上	几乎每天
1	做事时提不起劲或没有兴趣	0	1	2	3
2	感到心情低落、沮丧或绝望	0	1	2	3
3	入睡困难，睡不安稳或睡眠过多	0	1	2	3
4	感到疲倦或没有活力	0	1	2	3
5	食欲不振或吃太多	0	1	2	3
6	觉得自己很糟或觉得自己很失败，让自己或家人失望	0	1	2	3
7	对事物专注有困难，例如阅读报纸或看电视	0	1	2	3
8	动作或说话速度到别人已经察觉；或正好相反 – 烦躁或坐立不安、动来动去的情况胜于平常	0	1	2	3
9	有不如死掉或用某种方式伤害自己的念头	0	1	2	3

表 9 母乳喂养常见评估量表比较

评价模块	量表全称	目标人群	条目(项)	使用人群	得分范围(分)	意义	量表评价指标
从婴儿角度评价	婴儿母乳喂养测量工具(infant breastfeeding assessment tool, IBFAT)	足月健康婴儿,生后5天以内	6	产妇或医务工作者	0~12	得分越高,母乳喂养效率越高	信度较高
	婴儿哺乳过程的系统化评估量表(systematic assessment of the infant at breast, SAIB)	足月健康婴儿,无明确年龄限制	4	医务工作者	无评分系统	每项条目提供2~8个标准,评价的同时给予指导	无信效度评价
	布里斯托母乳喂养评估工具(Bristol breastfeeding assessment tool, BBAT)	足月健康婴儿,生后10周以内	4	医务工作者	0~18	得分越高的女性,自我效能越高,母乳喂养成功率越高	信度较低
	早产儿母乳喂养行为量表(premature infant breastfeeding behavior scale, PIBBS)	住院早产儿(无明确年龄限制)	12	产妇或医务工作者	各条目得分范围不同	得分越高,提示母乳喂养越顺利	无信效度评价
从母婴双方评价	Via Christi 母乳喂养量表(Via Christi breastfeeding assessment tool, Via Christi)	足月健康婴儿,生后1个月以内	5	医务工作者	0~10	得分越高,说明母乳喂养状况越好,困难程度越低	无信效度评价
	母婴评估法(the mother-baby assessment, MBA)	未描述目标人群	10(母婴各5)	医务工作者	0~10	得分越低,越容易发生泌乳启动延迟	不同研究的信度差异较大
	母婴母乳喂养进程评估工具(the mother-infant breastfeeding progress tool, MIBPT)	健康足月或早产儿,生后2~5天	8(母亲6,婴儿2)	医务工作者	选项仅为"是"或"否",无评分系统	在评估的同时进行有针对性的喂养指导和健康教育	信度较高

评价模块	量表全称	目标人群	条目（项）	使用人群	得分范围（分）	意 义	量表评价指标
从母婴双方评价	LATCH（latch, audible, type of nipple, comfort, hold positioning, LATCH）	未描述目标人群	5	产妇或医务工作者	0~10	分数越高，母乳喂养越顺利，预测持续母乳喂养的时间越长	不同研究的信度差异较大
	哺乳评估工具（lactation assessment tool, LAT）	乳头疼痛的产妇	9	产妇或医务工作者	无评分系统，对乳头疼痛行5分法主观评价	针对乳头疼痛产妇的哺乳过程进行评估，找出可能造成和加重乳头疼痛的具体环节	信度可接受
	产妇母乳喂养评价量表（maternal breastfeeding evaluation scale, MBFES）	产妇和婴儿	30	产妇	30~150	得分越高，提示产妇对母乳喂养的满意度越高，断奶时间越晚	不同研究的信度差异较大
预测远期母乳喂养结局	断奶预测量表（breastfeeding attrition prediction tool, BAPT）	健康足月婴儿	49（汉化后29）	产妇或医务工作者	49~245 汉化后 29~145	得分越低，提示发生早期中断母乳喂养的可能性越高	无信效度评价
	母乳喂养评分量表（breastfeeding assessment score, BAS）	产妇	8个变量	医务工作者	0~16	预测和锁定早期中断母乳喂养的重点人群	敏感度和特异度较高
	H&H 哺乳量表（H&H lactation scale, H&H）	健康足月婴儿和产妇	20	产妇	20~140	多用于特殊情况下母乳不足的母乳喂养评价	信度较高

（续表）

评价模块	量表全称	目标人群	条目（项）	使用人群	得分范围（分）	意　义	量表评价指标
	态度、自我效能以及其他母乳喂养自我效能量表（完整量表）及简表）（breastfeeding self-efficacy scale, BSES; breastfeeding self-efficacy scale-short form, BSES-SF)	产妇	43（完整量表）14（简表）	产妇	43~215（完整量表）14~70（简表）	得分越高，提示产妇对母乳喂养的自我效能越高	信度较高
预测远期母乳喂养	母乳喂养知识量表（breastfeeding knowledge questionnaire, BKQ)	产妇	25	产妇	25~125	得分越高，提示产妇掌握母乳喂养知识越充分	信度可接受
	爱荷华婴儿喂养态度量表（Iowa infant feeding attitude Scale, IIFAS)	产妇	17	产妇	17~85	得分越高，提示产妇对新生儿的喂养态度越积极	不同研究的信度差异较大
结局	早期母乳喂养潜在问题评价工具（potential early breastfeeding problem tool, PEBPT)	健康足月儿	23	医务工作者	0~69	得分越低，提示母乳喂养越顺利	信度可接受

表 10　Dubowitz 胎龄评估量表外表特征评分表

外观表现	评　分				
	0	1	2	3	4
水肿	手足明显水肿（胫骨压痕）	手足无明显水肿（胫骨压痕）	无水肿		
皮肤结构	很薄，滑黏感	薄而光滑	光滑，中等厚度皮肤或表皮脱肩	轻度增厚，表皮皱厚裂及脱肩，以手足部位为著	厚，羊皮纸样，伴皱裂深浅不一
皮肤色泽（婴儿安静不哭时观察）	暗红	粉红色全身一样	浅粉红色全身深浅不一	灰色，仅在耳唇手掌及足跟部位呈粉红色	
皮肤透亮度（躯干）	静脉及毛细血管清晰可见，尤其在腹部	可见静脉及其分支	在股部可见少数大静脉	少数大静脉隐约可见（腹部）	看不到静脉
胎毛（背部）		整个背部覆满长而密的胎毛	胎毛稀疏分布尤其在下背部	有少量胎毛间以光亮区	大部分无胎毛
足底纹	无皮肤皱褶	足掌前半部可见浅红色皱褶	足掌前＜3/4区域可见较明显的红色折痕	＞3/4足掌前区可见折痕	＞3/4足掌区见明显深折痕
乳头发育	乳头隐约可见无乳晕	乳头清晰，乳晕淡而平，直径＜0.75cm	乳晕清晰，边缘部高起，直径＜0.75cm	乳晕清晰，边缘不高起，直径＞0.75cm	
乳房大小	扪不到乳腺组织	在一侧或两侧扪到乳腺组织直径，＜0.5cm	两侧乳腺组织皆可扪到，直径0.5～1cm	两侧乳腺组织皆可扪到，直径＞1cm	
耳郭	平如翼无固定形状，边缘轻度或无卷折	部分边缘卷曲	耳郭发育较好，上半边缘卷曲		
耳的稳定性	耳翼柔软，易于弯折，不易复位	耳翼柔软，易于弯折，缓慢回位	耳翼边缘软骨已发育，但柔软，易回位	耳郭发育良好，边缘软骨形成，回位快速	
生殖器（男性）	阴囊内无睾丸	至少有一个睾丸位于阴囊高位	至少有一个睾丸位于阴囊位		
生殖器（女性）	大阴唇明显分开，小阴唇突出	大阴唇大部分覆盖小阴唇	大阴唇完全覆盖小阴唇		

表 11　Dubowitz 胎龄评估量表神经系统评分表

神经系体征	得　分					
	0	1	2	3	4	5
体位	软，伸直	软，稍屈	稍有张力，屈	有张力，屈	更有张力，屈	
方格	90°	60°	45°	30°	0°	
踝背曲	90°	75°	45°	20°	0°	
上肢退缩反射	180°	90°～180°	＜90°			
下肢退缩反射	180°	90°～180°	＜90°			
腘窝成角	180°	160°	130°	110°	90°	＜90°
足跟至耳	至耳	接近耳	稍近耳	不至耳	远离耳	
围巾征	肘至前腋线外	肘至前腋线和中线之间	肘在中线上	肘不至中线		
头部后退	头软后退	头呈水平位	头稍向前	头向前		
腹部悬吊	头软下垂	头稍高，但在水平位下	头呈水平位	头稍抬起	头抬起	

表 12　Dubowitz 量表总分与胎龄的关系查对表

分　数	胎龄（日）	胎龄（周 $^{+日}$）
10	191	27^{+2}
15	202	28^{+6}
20	210	30
25	221	31^{+4}
30	230	32^{+6}
35	240	34^{+2}
40	248	35^{+3}
45	259	37
50	267	38^{+1}
55	277	39^{+4}
60	287	41
65	296	42^{+2}
70	306	43^{+5}

表 13 Finnstrom 胎龄评估量表

表 现	1分	2分	3分	4分
皮肤	静脉多，腹部小静脉清楚可见	静脉及其支流可见	腹部大血管清楚可见	腹部少数大血管可见或看不见血管
耳郭	耳屏无软骨	耳屏有软骨感	耳轮有软骨	软骨发育已完成
足底纹	无	仅见前横沟	足底前 2/3 有纹	足底至足跟部有纹
乳房大小	＜ 5mm	5～10mm	＞ 10mm	
乳头	无乳头，无乳晕	有乳头和乳晕，但乳晕不高起	有乳头，乳晕高起	
指甲	未达到指尖	已达指尖	指甲顶较硬	
头发	细软，不易分清	粗，易分清		

表 14 Finnstrom 胎龄评估量表总分与胎龄的关系查对表

分 数	胎龄（日）	胎龄（周 +日）	分 数	胎龄（日）	胎龄（周 +日）
7	191	27+2	16	250	35+5
8	198	28+2	17	256	36+4
9	204	29+1	18	263	37+4
10	211	30+1	19	269	38+3
11	217	31	20	276	39+3
12	224	32	21	282	40+2
13	230	32+6	22	289	41+2
14	237	33+6	23	295	42+1
15	243	34+5			

表15 简易胎龄评估量表 (胎龄周数 = 总分 +27)

体 征	0分	1分	2分	3分	4分
足底纹理	无	前半部红痕不明显	红痕>前半部褶痕<前1/3	褶痕>前2/3	明显深的褶痕>前2/3
乳头	难认,无乳晕	明显可见,乳晕淡、平,直径<0.75cm	乳晕呈点状,边缘突起,直径<0.75cm	乳晕呈点状,边缘突起,直径>0.75cm	
指甲		未达指尖	已达指尖	超过指尖	
皮肤组织	很薄,胶冻状	薄而光滑	光滑,中等厚度,皮疹或表皮翘起	稍厚,表皮皱裂翘起,以手足为最明显	厚,羊皮纸样,皱裂深浅不一

注:各体征的评分如介于两者之间,可用其均数

表16 早产儿喂养准备度量表

分 数	描 述
1	护理之前处于觉醒或易烦躁;手伸到嘴边;在常规的喂养时间或之前觉醒;良好的肌张力
2	碰触后觉醒;有一些找寻安慰奶嘴的动作;有肌张力
3	实施护理之时有简短的时间觉醒;无饥饿行为(如吸吮);有肌张力
4	实施护理时均需提高给氧浓度;护理之时出现呼吸暂停或心率减慢;呼吸增快

注:喂养准备度评分≥3分者需进行经口喂养干预

表17 吸吮质量评定量表

分 数	描 述
1	整个喂养期间有非常好的吸吮–吞咽–呼吸(SSB)协调功能
2	整个喂养期间有非常好的吸吮–吞咽–呼吸协调功能,但是喂养过程中容易疲劳
3	可持续吸吮但是SSB协调功能障碍;结果可能导致奶液流出或者自我保持节奏困难
4	吸吮较弱或非持续;缺乏节律或较少节律
5	明显的SSB功能不协调;导致频繁的呼吸暂停,心率减慢,血氧饱和度下降,呼吸减慢;或者出现临床不安全的吞咽

注:吸吮质量评分≥2分者需进行经口喂养干预

表 18　新生儿口腔运动功能评分量表（NOMAS）

分　数	下　颌		
	正常吸吮	吸吮紊乱	吸吮障碍
1	下颌开闭一致	下颌开闭不一致	下颌过度张开，口唇不能紧密包含奶嘴
2	下颌有节律地开闭	无节律的下颌运动	下颌紧张，张口受限
3	在开始喂奶前 30min 予以奶嘴刺激能自发张开下颌	下颌启动困难：①不能触及奶嘴；②在开始吸收时出现细微震颤；③用奶嘴触及嘴唇无反应，晃动奶嘴刺激后出现反应	下颌不对称，侧向偏离
4	下颌运动速度 1 次 / 秒（为非营养性吸吮速度的 1/2）	持续出现与年龄不相符的不成熟吸收型态（低于 40 周）	无下颌运动
5	下颌能充分的包含乳嘴并吸收液体		营养性吸吮与非营养吸吮速率没有差异
	得分___	得分___	得分___

分　数	舌		
	正常吸吮	吸吮紊乱	吸吮障碍
1	吸吮期间保持卷舌形成舌槽	在吸吮时舌过度前伸超过唇缘，但未中断吸收节律	舌肌无力；松弛，无舌槽
2	在舌的前后运动中出现伸舌 – 抬高 – 回缩动作	无节律的舌运动	舌回缩：舌隆起，退缩至口咽部
3	有节律的舌运动	由于以下原因不能维持 2 分钟：①适应；②呼吸困难；③疲乏	舌不对称：舌向一侧偏斜
4	舌的运动速度为 1 次 / 秒	吸吮 – 吞咽 – 呼吸不协调，出现鼻翼扇动、转头、多动	放入奶嘴前后舌过度前伸超过唇缘，舌向外下伸
5	有效吸收液体入口腔进行吞咽		无舌运动
	得分___	得分___	得分___

表 19 中文版早产儿经口喂养评估量表

项　目		分　值		
		2 分	1 分	0 分
纠正胎龄		≥ 34 周	32—34 周	≤ 32 周
行为	行为状态	清醒	半清醒	睡眠伸展
	全身姿势	屈曲	部分屈曲	伸展
	肌张力	正常	部分正常	亢进 / 减弱
口型	唇形	紧闭	半张	全张
	舌形	平		舌尖太高 / 凸起 / 缩回
口腔反射	觅食反射	正常	较弱	无反应
	吸吮反射	正常	较弱	无吸吮
	咬合反射	存在	强化	无咬合
	咽反射	存在	前区存在或敏感	无反应
NNS 1min	舌运动	正常	异常	无运动
	舌包裹	存在		无反应
	下颌运动	正常	异常	无运动
	吸吮力	强	弱	无反应
	吸吮暂停	5～8 次	＞ 8 次	＜ 5 次
	吸吮节律性	有节律	无节律	无吸吮
	吸吮过程中清醒状态的维持	一直清醒	部分时间清醒	不清醒
	评估过程的压力体征	无	1～3 项	＞ 3 项
压力体征包括		唾液积聚；姿势改变；屏气；鼻翼扇动；舌头或下颌颤动；肌张力变化；肤色改变；打嗝；哭闹		